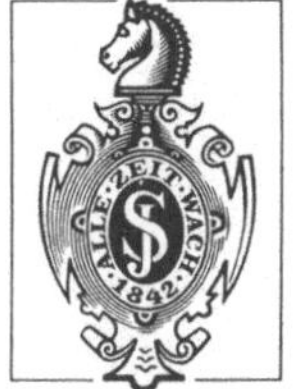

P. Bech   M. Kastrup   O. J. Rafaelsen

Minikompendium psychiatrischer Ratingskalen

für Angst, Depression, Manie und
Schizophrenie mit den entsprechenden
DSM-III(-R)-Syndromen

Springer-Verlag
Berlin Heidelberg New York London Paris
Tokyo Hong Kong Barcelona Budapest

Professor Dr. Per Bech
Allgemeines Krankenhaus Frederiksborg, Abteilung Psychiatrie
48 Dyrehavevej, DK-3400 Hillerød

Marianne C. Kastrup, lic. med.
Allgemeines Krankenhaus, Psychiatrische Abteilung
Brøndbyøstervej 160, DK-2650 Hvidovre

Professor Dr. Ole J. Rafaelsen†

Übersetzt von W. Maier, M. Gastpar und G. Bech-Andersen

Titel der englischen Originalausgabe
P. Bech, M. Kastrup and O. J. Rafaelsen: Mini-compendium of rating scales for states of anxiety,
depression, mania, schizophrenia with corresponding DMS-III syndromes.
Acta Psychiatr. Scand., Suppl. 326, Vol. 73, 1986
© Per Bech 1986

ISBN-13:978-3-540-54063-2

Die Deutsche Bibliothek — CIP-Einheitsaufnahme
Bech, Per: Minikompendium psychiatrischer Ratingskalen für Angst,
Depression, Manie und Schizophrenie mit den entsprechenden
DSM-III-Syndromen/P. Bech; M. Kastrup; O. J. Rafaelsen.
[Übers. von W. Maier ...]. — Berlin; Heidelberg; New York;
London; Paris; Tokyo; Hong Kong; Barcelona; Budapest:
Springer, 1991
    Einheitssacht.: Mini-compendium of rating scales for states of
    anxiety, depression, mania, schizophrenia with corresponding DMS III
    syndromes ⟨dt.⟩
    ISBN-13:978-3-540-54063-2   e-ISBN-13:978-3-642-93492-6
    DOI: 10.1007/978-3-642-93492-6

    NE: Kastrup, Marianne; Rafaelsen, Ole J.:

Vorwort

In der nichtorganischen oder funktionellen Psychiatrie sind Angst, Depression, Manie und Schizophrenie die vorherrschenden Konzepte. Mit diesen Konzepten scheint der Psychiater in seiner täglichen Arbeit, wenn er beurteilen soll, wie weit er diese auf einen Patienten anwenden kann, sehr vertraut zu sein.

Zahlreiche Studien haben jedoch ergeben, daß diese klinischen Konzepte, obwohl sie mit einer bestimmten Behandlung logisch verbunden sind (z. B. antidepressive, antimanische Behandlung), so vage oder komplex sind, daß die Psychiater bei der Klassifizierung des Patienten nicht immer miteinander übereinstimmen.

Dieses Minikompendium versucht, mit Hilfe international anerkannter Ratingskalen und standardisierten Beurteilungsverfahren, deutliche operationelle Definitionen für diese vier klinischen Konzepte anzubieten.

Mit dem klaren Cut-off-Score für jede Skala haben wir uns hier für die nomothetische Betrachtungsweise entschieden. Wir glauben, daß verschiedene Psychiater, wenn sie sich der klinischen Skalen bedienen, die in diesem Band vorliegen, zu einer besseren, akzeptablen Inter-Rater-Übereinstimmung gelangen. Ist diese erreicht, d. h. wird hohe Übereinstimmung erzielt, werden alle Rater miteinander austauschbar. Dies ermöglicht es, Multicenter-Studien oder sogar multinationale Untersuchungen durchzuführen, die wiederum zu wertvolleren statistischen Ergebnissen führen. Es gibt jedoch noch keine feste Regel dafür, wie groß die Übereinstimmung zwischen den Ratern sein sollte, um als „akzeptabel" zu gelten. Ist z. B. eine Übereinstimmung von 85% hoch genug? Wird es je möglich sein, zu einer Übereinstimmung von 100% zu gelangen?

Aufgrund dieser Unsicherheiten fanden wir es wichtig, auch auf die ideographische Methode des Ratings einzugehen, da wir davon ausgehen, daß unter den Psychiatern bedeutende individuelle Unterschiede bestehen. In Vorstudien haben wir untersucht, ob solche Unterschiede zuverlässig gemessen werden können. Auch bei ideographischem Vorgehen ist es jedoch notwendig, sich an feste Item-Definitionen und globale Beurteilungen zu halten, wie wir sie in diesem Band beschreiben. Da sich das ideographische Rating jedoch noch in einem experimentellen Stadium befindet, möchten wir hier nicht näher darauf eingehen, sondern dies zukünftigen Auflagen überlassen.

Seit der Erstausgabe unserer Skalen vor etwa 15 Jahren haben wir Änderungen und Verbesserungen an den Beschreibungen vorgenommen, die die Beurteilungsstufen 1 – 4 illustrieren. Diese Beispiele sind natürlich keine Definitionen an sich. Wir haben versucht, die Änderungen so vorzunehmen, daß die aktuelle Fassung der Skalen jederzeit mit der Originalfassung im Einklang ist. Anleitung und Manual zu den Hamilton-Skalen wurden nach wertvollen Diskussionen mit Max Hamilton ausgearbeitet, der dieses Minikompendium in seiner ersten Fassung mit Rat und Tat unterstützt hat.

Die Autoren

Inhaltsverzeichnis

1   Allgemeine Betrachtungen zur Quantifizierung psychopathologischer Zustände 1

1.1   Likert-Skalen oder kategorisierte Skalen 1
1.2   Analogskalen oder graphische Skalen 2
1.2.1 Die visuelle Analogskala 3
1.2.2 Diskrete Analogskalen (Diskan) 4
1.3   Konklusion 4

2   Ratingskalen zur Erfassung der Psychopathologie 7

2.1   Hamilton-Angstskala (HAS) 8
2.1.1 Panikattacken (HAS-P) 8
2.1.2 Generalisierte Angst (HAS-G) 8
2.2   Hamilton-Depressionsskala (HDS) mit Melancholieskala (MES) 9
2.3   Manieskala (MAS) 10
2.4   Brief Psychiatric Rating Scale (BPRS) 10

3   Klinischer Syndromkreis (KSK) 11

4   Markierungsblätter 13

4.1   Identifikation von Patient und Beurteiler − Qualität des Interviews 13
4.2   HAS-P 14
4.3   HAS-G 16
4.4   HDS/MES 18
4.5   MAS 20
4.6   BPRS 22
4.7   KSK 24

5   Manual und Glossar 25
5.1   Hamilton-Angstskalen (HAS) 25
5.2   Hamilton-Depressionsskala (HDS) mit Melancholieskala
        (MES) 33
5.3   Manieskala (MAS) 46
5.4   Brief Psychiatric Rating Scale (BPRS) 51

Literaturverzeichnis 63

1 Allgemeine Betrachtungen zur Quantifizierung psychopathologischer Zustände

In den letzten 25 Jahren hat man sich mit der Frage der Quantifizierung psychopathologischer Zustände wie z. B. Angst, Depression, Manie und Schizophrenie eingehend beschäftigt und verschiedene Skalen (Eigen- und Fremdbeurteilungsskalen) entwickelt und untersucht. Wir haben hier folgende Arten der Fremdbeurteilungsskalen in Betracht gezogen:
– Likert-Skalen,
– Analogskalen oder graphische Skalen,
– fortlaufende oder visuelle Analogskalen (VAS),
– diskrete Analogskalen (Diskan).

1.1 Likert-Skalen oder kategorisierte Skalen

Die kategorisierten Skalen werden allgemein Likert-Skalen benannt, nach Likert [1], der sie vor 50 Jahren eingeführt hat. Es ist interessant, daß schon Likert vorschlug, jedes Item in 5 Kategorien einzuteilen. In diesen Skalen werden die 5 Kategorien „keine, leicht, mäßig, stark und extrem" durch die Werte 0, 1, 2, 3, 4 wiedergegeben.

Eigentlich handelt es sich bei diesen 5 Stufen immer noch um kategorisierte Daten und eine Rasch-Analyse beweist, daß diese Kategorien in Zahlen umgesetzt werden können [2]. Wir haben in unserer Studie über die Hamilton-Depressionsskala (HDS [3]) festgestellt, daß nicht alle HDS-Items die Rasch-Kriterien erfüllen [4] und haben sie deshalb dementsprechend modifiziert. Die entstandene Melancholieskala (MES), die 11 Items umfaßt, ist eine Likert-Skala, in der jedes Item 5 Abstufungen hat [5]. Es wurde kürzlich bestätigt, daß MES die Rasch-Kriterien erfüllt [6].

Die Hamilton-Angstskala (HAS [7]) ist ebenfalls eine Likert-Skala mit 5 Kategorien pro Item. Für jedes Item der HAS [8] haben wir genaue Definitionen entwickelt.

Studien über Skalen zur Beurteilung von Manie haben ergeben, daß auch die Manieskala (MAS [9]), die 11 Items umfaßt, mit 5 definierten Kategorien operativ ist.

Die für die Beurteilung von Schizophreniezuständen am häufigsten benutzte Skala ist die Brief Psychiatric Rating Scale (BPRS [10]). Die BPRS ist eine 18-Item-Skala, in der jedes Item anhand von 7 Kategorien beschrieben wird. Wir haben jedoch in unserer Vorstudie, der Manie- oder Melancholieskala entsprechend, die Zahl der Kategorien auf 5 eingeschränkt. Die vorläufigen Resultate haben gezeigt [11], daß diese modifizierte BPRS reliabel ist, und Studien, in denen die BPRS anhand von Rasch-Analysen getestet wird, sind im Gange.

Wenn man Likert-Skalen wie die HDS oder HAS in Studien mit Antidepressiva oder Anxiolytika anwendet, erhält man oft Statistiken, die auf Durchschnittswerten basieren (durchschnittliche Änderungen oder durchschnittliche Prozente von Änderungen). Dieser Durchschnittswert beschreibt jedoch nie den einzelnen Patienten und gibt auch nicht an, wie effektiv die Behandlung einer Gruppe von Patienten ist. Hamilton [12] hat gezeigt, daß das Ansprechen auf eine Depressionsbehandlung häufig ein „Alles-oder-nichts-Phänomen" ist.

Wir finden es deshalb angezeigt, in einem Versuch mit Medikamenten den Prozentsatz der Patienten, die völlig, teilweise oder gar nicht auf die Behandlung ansprechen, von Woche zu Woche zu registrieren [13]. Bei jeder der gewählten Ratingskalen haben wir dementsprechend die Cut-off-Scores für kein, fragliches und eindeutiges Ansprechen angegeben. Wenn wir im folgenden die Ausdrücke „keine Depression" oder „keine Angst" anwenden, meinen wir damit, daß das Gesamtsummenscore im normalen Bereich liegt. Bei der Beurteilung klinischer Depression oder Angst sollte der Befrager den Patienten beschreiben lassen, in welcher Weise sein jetziger Zustand von seinem normalen Zustand abweicht.

1.2 Analogskalen oder graphische Skalen

Diese Skalen sind ausführlich von Guilford [14] beschrieben worden. Sie liegen in vielerlei Form vor, und es gibt viele Möglichkeiten, die

Tabelle 1. Globale klinische Beurteilungskala des Schweregrades depressiver Zustände

Kategorie	Score
keine Depression	0 1
leichte Depression	2 3 4
mäßige Depression	5 6 7
schwere Depression	8 9 10

gerade Linie dieser Skala mit verschiedenen Richtpunkten für den Rater zu kombinieren. Die Linie kann kontinuierlich (visuelle Analogskala) oder in kleinere Einheiten aufgeteilt sein (diskrete Skala).

1.2.1 Die visuelle Analogskala

Diese Skala besteht aus einer kontinuierlichen Linie, die die zu untersuchende Dimension beschreibt. Die Linie kann vertikal (Thermometer-artig) oder horizontal (Metermaß-artig) angezeigt werden. Wir haben eine horizontale Linie von 10 cm Länge gewählt, an deren jeweilige Enden wir die Richtpunkte gelegt haben (s. Blatt 2–6). Diese Skalen sind sehr beliebt, da sie leicht zu handhaben und schnell ausgefüllt sind und der Befrager sich nicht mit Zahlen abzugeben braucht. Sie haben jedoch den Nachteil, daß sie statistisch als Intervallskalen behandelt werden.

Die Inter-Rater-Reliabilität unserer visuellen Analogskala für Depression hat sich der Melancholieskala [15] gegenüber als weniger gut erwiesen. Andererseits ist es, wie Zeally u. Aitkens festgestellt haben [16], bei der Beurteilung des Ansprechens auf Behandlung wichtig, wie erfahrene Kliniker den Zustand des Patienten insgesamt beurteilen.

In unseren ersten Validitätsstudien von Ratingskalen für Depression und Manie bedienten wir uns (Tabelle 1) einer globalen klinischen Beurteilungsskala mit einer 11-Stufen-Skalierung [17]. Wir machten hierbei den Versuch, „semantic cues" (Leitworte) mit einer numerischen Skala zu kombinieren. Huskisson [18] hat beschrieben, daß sich, wenn Leitworte wie mild, mäßig und schwer in einer graphischen (Thermometer-artigen) Skala auftreten, die Mehrzahl der Personen nach der Skalierung der Leitworte richtet.

Trotz dieser Überlegungen haben wir beschlossen, die visuellen Analogskalen, wie sie auf Blatt 2−6 gezeigt sind, anzuwenden.

1.2.2 Diskrete Analogskalen (Diskan)

Diese Methode basiert auf einem wiederholten Vergleichssystem, in dem diskrete Analogskalen benutzt werden. Diese Skalen sind von Singh u. Bilsbury beschrieben worden [19], die sowohl die Likert-Skalen als auch die visuelle Analogskala als besondere Formen der Diskanskalen betrachten. Die globale Beurtcilungsskala (Tabelle 1) ist in gewissem Sinne eine Diskanskala. Diskanskalen enthalten ein wiederholtes Vergleichssystem mit offenbar hoher Sensitivität. Wie aus ihnen hervorgeht, können Patienten zwischen 14 Abstufungen einer psychologischen Dysfunktion wie z. B. dem Schmerz unterscheiden. Betrachtet man die Summe der Scores aller Patienten, kann man den Eindruck gewinnen, daß sich die Gesamtscores der einzelnen Patienten gleichen. Die von den Patienten ausgefüllten Skalen sind hauptsächlich dazu da, ein Zielsymptom wie Schmerz in Einzelfallstudien zu beurteilen. Eine Diskanskala, wie die in Tabelle 1 gezeigte, kann, wenn sie von einem Beobachter ausgefüllt wird, als Alternative zu VAS betrachtet werden.

1.3 Konklusion

Die Skalierungsverfahren der Likert- und Analogskalen sind somit kurz umrissen worden. Wir haben für dieses Minikompendium für Angst, Depression, Manie und Schizophrenie Likert-Skalen gewählt [20]. Für die Beurteilung psychopathologischer Zustände fanden wir es richtig, auch eine globale klinische Beurteilung in Form einer visuellen Analogskala miteinzubeziehen. Die Selbstbeurteilungs-Diskanskalen sind vor allen Dingen bei Einzelfallstudien angezeigt, während eine Fremdbeurteilungs-Diskanskala (Tabelle 1) als Alternative zu VAS betrachtet werden kann. Die deutliche Quantifizierung psychopathologischer Zustände in den Likert-Skalen ist nun auch in die DMS-III [21] übernommen worden. Daher haben wir auch die DMS-III(-R)-Kriterien (s. Blatt 2 – 6), die als modifizierte Likert-Skalen betrachtet werden können, in unser Minikompendium mit aufgenommmen. Es sollte betont werden, daß die DMS-III-Kriterien unserer Meinung nach keine diagnostischen Eigenschaften haben. Beim Stellen der Diagnose, z. B. mit ICD-9 [22], genügt es nicht, eine Zahl von Symptomen oder Syndromen aufzuhäufen, sondern es ist immer ratsam, die Persönlichkeitsachse (z. B. Neurose) oder die Achse für psychosoziale Belastungen (z. B. Psychogenese) zu berücksichtigen.

2 Ratingskalen zur Erfassung der Psychopathologie

Die Skalen dieses Minikompendiums erfassen Angst-, Depressions-, Manie- und Schizophreniezustände:
- die Hamilton-Angstskala (HAS),
- die Hamilton-Depressionsskala (HDS),
- die Melancholieskala (MES),
- die Manieskala (MAS),
- die „Brief Psychiatric Rating Scale" (BPRS).

Diese Skalen wurden gewählt, da sie sich im Laufe der Jahre weltweit als nützlich erwiesen haben, wenn es darum ging, Änderungen im Zustand eines Patienten zu beurteilen. Es sind keine diagnostischen Skalen. Ihre Hauptaufgabe als Skalen zur Messung der Ausgeprägtheit psychopathologischer Zustände ist es anzuzeigen, wann eine Behandlung erforderlich ist oder wann eine Behandlung abgebrochen werden soll. Die ältesten Skalen (HAS, HDS und BPRS) sind ursprünglich ohne ausreichende Guilford-Item-Kriterien [14] veröffentlicht worden, und deshalb gibt es von ihnen viele verschiedene Fassungen. Die gebräuchlichsten Fassungen sind die sog. HAM-A (Hamilton-Angstskala), HAM-D (Hamilton-Depressionsskala) und BPRS mit 7 Basisitems, die in der amerikanischen ECDEU-Sammlung [23] und der deutschen CIPS-Sammlung [24] veröffentlicht worden sind. Die Manuale für diese Sammlungen sind jedoch unakzeptabel, da sie die Guilford-Kriterien nicht erfüllen.

Die Manie- und die Melancholieskala, die beide die Guilford-Kriterien erfüllen, sind in der WHO-Sammlung von Beurteilungsskalen miterfaßt [25]. Wir haben uns in dem vorliegenden Minikompendium bemüht, die HAS, HDS und BPRS so zu modifizieren, daß sie den Guilford-Kriterien genügen. Wir haben für ihren Gebrauch Richtlinien gegeben, die nicht nur Item-Definitionen enthalten, sondern auch Item-Kombinationen zur Fallbestimmung. Im Gegensatz zum ursprünglichen HDS-Manual erfassen unsere Item-Definitionen Männer und Frauen gleichermaßen. Der Einfachheit halber wird der

Patient/die Patientin in den Glossars durchweg „er" genannt. Die
DSM-III(-R)-Kriterien [21] für die entsprechenden Syndrome sind
jeweils angegeben.

Zur Beurteilung der „gesamten" Psychopathologie wird das Interview, bei dem alle 5 Skalen ausgefüllt werden, mit Blatt 1 sowohl
begonnen (um Rater und Patienten zu identifizieren) als auch abge-
schlossen (mit Beurteilung der Validität des Interviews). Dazwischen
liegen die für die Studie jeweils relevanten Skalen (Blatt 2 – 7).

2.1 Hamilton-Angstskala (HAS)

Wie bereits an anderer Stelle besprochen [8], kann die Originalver-
sion der HAS nicht bei Patienten mit Panikattacken verwandt werden, da sie keine Differenzierung zwischen attackenweise auftreten-
der und generalisierter bzw. persistierender Angst erlaubt. Aus diesem Grund werden folgende Veränderungen vorgeschlagen:

2.1.1 Panikattacken (HAS-P)

Blatt 2 der HAS dient der Erfassung von Panikattacken. Eine spon-
tan auftretende Panikattacke wird definiert als ein plötzlich auftre-
tender Angstanfall, dessen Maximum nach ca. 10 Minuten erreicht
ist und in dessen Vorfeld wenige oder keine auslösenden Stressoren
auftreten. Ferner müssen 3 oder mehr der Angstsymptome (Blatt 2
A – L) vorhanden sein. Die Anzahl der Panikattacken innerhalb der
letzten 3 Wochen wird kodiert. (Bei wöchentlichen Beurteilungen,
z. B. im Rahmen einer Studie, wird die Anzahl der Attacken innerhalb dieser Woche registriert.) Die Beurteilung orientiert sich an je-
nen Panikattacken, die bei dem Patienten besonders häufig auftreten.
Zum Abschluß wird vermerkt, ob die DSM-III(-R)-Kriterien, die auf
Blatt 2 (s. 4.2) verzeichnet sind, erfüllt wurden.

2.1.2 Generalisierte Angst (HAS-G)

Die HAS-G dient der Erfassung generalisierter Ängste. Falls innerhalb der vorangegangenen 3 Tage Panikattacken aufgetreten sind,

muß sich der Interviewer auf Angstsymptome in dem Zeitraum zwischen diesen Attacken beziehen. Die DSM-III(-R)-Kriterien für Generalisierte Angst sind auf Blatt 3 (s. 4.3) verzeichnet.

Die HAS-Kriterien für Generalisierte Angst sind:
- ein Gesamtsummenscore von 0–5 = keine Angst,
- ein Gesamtsummenscore von 6–14 = geringgradige Angst,
- ein Gesamtsummenscore von 15 oder mehr = ausgeprägte Angst.

2.2 Hamilton-Depressionsskala (HDS) mit Melancholieskala (MES)

Beim Interview zu Blatt 3 sind bereits einige depressive Symptome beurteilt worden. Blatt 4 erfaßt die gesamte depressive Symptomatologie. Die originale Hamilton-Skala bestand aus den ersten 17 Items. Die übrigen 6 Items (18–23) umfassen zusammen mit den HDS-Items sowohl die Melancholieskala als auch die DSM-III „Major Depression". Die DSM-III(-R)-Kriterien für Major Depression sind auf Blatt 4 angeführt.

Die HDS-Kriterien für Depression sind:
- ein Gesamtsummenscore von 0–7 = keine Depression,
- ein Gesamtsummenscore von 8–15 = leichte Depression,
- ein Gesamtsummenscore von 16 oder mehr = schwere Depression.

Die aus 6 Items bestehende HDS-Subskala [5], auf Blatt 4 als HDS(a–f) bezeichnet, hat für das Gesamtsummenscore folgende Kriterien: 0–3 = keine Depression, 4–8 = leichte Depression, 9 oder mehr = schwere Depression.

Die MES-Kriterien für Depression sind:
- ein Gesamtsummenscore von 0–5 = keine Depression,
- ein Gesamtsummenscore von 6–14 = leichte Depression,
- ein Gesamtsummenscore von 15 oder mehr = schwere Depression.

2.3 Manieskala (MAS)

Beim Vorhandensein von maniformen Symptomen sollte die Manieskala benutzt werden. Die DSM-III(-R)-Kriterien für eine manische
Episode sind auf Blatt 5 (s. 4.5) verzeichnet.
   Die MAS-Kriterien für Manie sind:
— ein Gesamtsummenscore von 0−5 = keine Manie,
— ein Gesamtsummenscore von 6−14 = Hypomanie,
— ein Gesamtsummenscore von 15 oder mehr = Manie.

2.4 Brief Psychiatric Rating Scale (BPRS)

Obwohl die BPRS depressive Symptome beinhaltet (Item 1, 2, 5, 6,
9 und 13), wurde die Skala im wesentlichen für die Beurteilung schizophreniformer Syndrome entwickelt. Die Gesamtskala BPRS sollte
deshalb als eine schizoaffektive Skala angesehen werden, wobei die
Cut-off-Scores folgende sind:
— ein Gesamtsummenscore von 0−9 = keine Schizophrenie,
— ein Gesamtsummenscore von 10−20 = Verdacht auf Schizophrenie,
— ein Gesamtsummenscore von 21 oder mehr = Schizophrenie.
Für die Beurteilung schizophreniformer Syndrome sollten die Items
der entsprechenden Subskalen (s. 4.6) summiert werden. Die DSM-
III(-R)-Kriterien für Schizophrenie/schizophreniforme Störung sind
auf Blatt 6 (s. 4.6) verzeichnet.

3 Klinischer Syndromkreis (KSK)

Wie man aus Bogen 7 entnehmen kann, sind die 4 Kategorien Angst, Depression, Manie und Schizophrenie kreisförmig angeordnet. Sie sind derartig miteinander verbunden, um anzuzeigen, daß die aufeinanderfolgenden Syndrome gewisse Eigenschaften miteinander gemeinsam haben. Jede Gruppierung von Symptomen ist denen am ähnlichsten, die neben ihr liegen.

Angst kann als 0 oder 12 bewertet werden, Depression als 3, Manie als 6 und Schizophrenie als 9. Diese Syndrome haben auch Übergangsstadien. Wenn man vermutet, daß die Angst Teil einer Depression ist, kann man 0, 1 oder 2 geben. 0 bedeutet, daß Angst nicht mit Sicherheit vorliegt, 1, daß Angst ohne Depression und 2, daß ein Mischzustand aus Angst und Depression oder Dysthymie vorliegt. Bei 3 handelt es sich um eine Depression, bei 4 um eine Depression mit hypomanischen Zügen, bei 5 um eine Manie mit depressiven Zügen, bei 6 um eine Manie, bei 7 um eine Manie mit Schizophreniesymptomen, bei 8 um eine Schizophrenie mit manischen Zügen, bei 9 um Schizophrenie, bei 10 um Schizophrenie mit Borderline-Zügen, bei 11 eher um Borderline als Schizophrenie und bei 12 um unsichere Angst-Borderline-Züge.

Bei Anwendung des klinischen Syndromkreises nimmt der Interviewer die diagnostische Beurteilung aufgrund aller während des Interviews erhältlichen Informationen vor. Diese Beurteilung wird oft eine längere Zeitspanne als die Symptomskalen retrospektiv erfassen und ist daher eine Längsschnittbewertung. Die KSK-Diagnose ist die letzte Beurteilung.

4 Markierungsblätter

4.1 Identifikation von Patient und Beurteiler – Qualität des Interviews

Blatt 1

Patient Nr.

Geburtsdatum:

Name:

Vorname:

Datum:

Beurteiler:

Beurteiler Nr.

Studien-Nr.

Abschließende Bewertung der Qualität des Interviews durch den Beurteiler:
Wie hat der Patient, im Vergleich mit den anderen Teilnehmern, während des Interviews kooperiert? (Beurteile A oder B – wähle dasjenige, welches den Patienten besser kennzeichnet.)

A 0: Keinerlei Hinweise auf Simulation
   1: Geringfügige Tendenz zur Simulation von Symptomen, zeigt Vergnügen bei der Befragung
   2: Eindeutige Simulationstendenzen, war sehr eifrig bei der Beschreibung seiner Beschwerden, „Ja-sage"-Tendenz

B 0: Keinerlei Hinweise auf Dissimulation
   1: Geringfügige Tendenz zur Dissimulation, überläßt dem Arzt die Beurteilung
   2: Eindeutige Dissimulation, verneint Symptome, „Nein-sage"-Tendenz

Qualität des Interviews: A ☐ (0–2)
                               B ☐ (0–2)

<u>Blatt 2</u>
HAS-P

4.2 Definition von „Angstattacken" (DSM-III Panikattacken) mit der Hamilton-Angstskala

Die DSM-III-Panikattacke ist definiert als zeitlich abgesetzte Periode von Befürchtungen oder Furcht und mindestens 4 der folgenden Symptome:

(1) A Dyspnoe	(9) G	Parästhesien
(3) B Palpitationen	(10) H	Hitze- und Kältewellen
(11) C Schmerzen oder Unwohlsein in der Brust	(5) I	Schwitzen
(6) D Erstickungs- oder Beklemmungsgefühle	(2) J	Schwäche
(2) E Benommenheit, Schwindel oder Gefühl der Unsicherheit	(4) K	Zittern oder Beben
(8) F Gefühl der Unwirklichkeit	(12) L	Furcht zu sterben
(7) Übelkeit oder Bauchschmerzen	(13)	Furch verrückt zu werden oder während einer Attacke etwas Unkontrolliertes zu tun

Die Verwendung von HAS-P für die Diagnostik von Panikattacken:
Die HAS-P kann zur Beurteilung einer „durchschnittlichen" Attacke, d. h. einer typischen Attacke in der erfaßten Zeitperiode verwandt werden (diese Periode beträgt 3 Wochen bei der Erstuntersuchung und die vergangene Woche bei wöchentlichen Erhebungen). Bei einer Ausprägung höher als 2 in Item 1, zusammen mit einer Ausprägung höher als 2 in 3 der Items 2, 8, 9, 10, 13 (DSM-III-R: Items 2, 8, 9, 10, 11, 13) besteht die Verdachtsdiagnose einer typischen Angstattacke.

DSM-III	Nr.	Item	Score	DSM-III-R
	1	Ängstliche Stimmung		
K	2	Spannung		(4)
	3	Furcht		
	4	Schlafstörungen		
	5	Intellektuelle Verlangsamung		
	6	Depressive Stimmung		
	7	Allgemeine somatische Symptome (muskulär)		
G, H	8	Allgemeine somatische Symptome (sensorisch)		(9)(19)
B, J	9	Kardiovaskuläre Symptome		(3)(2)
A, C, D	10	Respiratorische Symptome		(1)(11)(6)
	11	Gastrointestinale Symptome		(7)
	12	Urogenitale Symptome		
E, I	13	Neurovegetative Symptome		(2)(5)
	14	Verhalten beim Interview		
		Gesamtscore		

Anzahl der Angstattacken   □□

Sind die DSM-III-Kriterien erfüllt?   □
Sind die DSM-III-R-Kriterien erfüllt?   □   (Ja = 1, Nein = 0)

Visuelle Analogskala (Panikattacken)

|—————————————————————————————————————|

Keine   Stark ausgeprägte
Symptomatik   Symptomatik

Als Definition einer Panikattacke gilt das Vorkommen einer zeitlich abgesetzten Periode der Erwartungsangst und mindestens 4 der 13 Symptome von (1) bis (13).

4.3 Definition von „Generalisierte Angst" (DSM-III) mit der Hamilton-Angstskala

Die DSM-III-Kriterien für Generalisierte Angst umfassen 4 Kategorien (A–D), von denen mindestens 3 zutreffen sollten. Die 4 Kategorien sind:

A   Motorische Spannung
B   Vegetative Hyperaktivität
C   Erwartungsangst
D   Vigilanz

Verwendung der HAS-G für die Diagnostik der Generalisierten Angst:
Die 4 Kategorien können mit Hilfe der HAS-G beurteilt werden. Kategorie A umfaßt die Items 2, 7 und 14, Kategorie B die Items 9, 10, 12 und 13, Kategorie C die Items 1 und 3 und Kategorie D die Items 4 und 5. Bei einer Ausprägung von 2 oder mehr in mindestens einem Item der Kategorien A, C und D besteht der Verdacht auf Generalisierte Angst (DSM-III).

DSM-III	Nr.	Item	Score	DSM-III-R
C	1	Ängstliche Stimmung		(14)(15)(18)
A	2	Spannung		(1)(2)
C	3	Furcht		
D	4	Schlafstörungen		(17)
D	5	Intellektuelle Verlangsamung		(16)
	6	Depressive Stimmung		
A	7	Allgemeine somatische Symptome (muskulär)		(4)
B	8	Allgemeine somatische Symptome (sensorisch)		(11)
B	9	Kardiovaskuläre Symptome		(6)
B	10	Respiratorische Symptome		(5)
B	11	Gastrointestinale Symptome		(10)(13)
B	12	Urogenitale Symptome		(12)
B	13	Neurovegetative Symptome		(7)(8)(9)
A	14	Verhalten beim Interview		(3)
		Gesamtscore		

Sind die DSM-III-Kriterien für Generalisierte Angst erfüllt?   ☐   (Ja = 1,
Sind die DSM-III-R-Symptome für Generalsierte Angst erfüllt?   ☐   Nein = 0)

Visuelle Analogskala (Generalisierte Angst)

|—————————————————————————————————————|

Keine   Stark ausgeprägte
Symptomatik   Symptomatik

Infolge DSM-III-R ist Generalisierte Angst definiert als eine zeitlich abgesetzte Periode der Erwartungsangst und mindestens 6 der folgenden Symptome (1) bis (18):

A Motorische Spannung: (1) Zittern, (2) Muskelanspannung, (3) Unruhe, (4) schnelle Ermüdung.

B Vegetative Hyperaktivität: (5) Dyspnoe, (b) Palpitationen, (7) Schwitzen, (8) Mundtrockenheit, (9) Schwindel, Benommenheit, (10) Übelkeit, Magenbeschwerden, (11) Hitze- und Kältewellen, (12) häufiges Wasserlassen, (13) Schluckbeschwerden.

D Vigilanz: (14) Aufgedreht- oder Erregtsein, (15) übertriebene Schreckhaftigkeit, (16) Konzentrationsschwierigkeiten, (17) Einschlaf- oder Durchschlafstörungen, (18) Gereiztheit.

4.4 Definitionen für „Major Depression" (DSM-III) mit der Hamilton-Depressionsskala und der Melancholieskala

Die DSM-III-Kriterien für schwere Depression sind:

(1) A   Dysphorie

(3) B(1) Schlechter Appetit oder signifikanter Gewichtsverlust

(4) B(2) Schlaflosigkeit

(5) B(3) Psychomotorische Agitation oder Verlangsamung

(2) B(4) Interesselosigkeit, Freudlosigkeit

(6) B(5) Energieverlust, Müdigkeit

(7) B(6) Selbstvorwürfe oder Schuldgefühle

(8) B(7) Verminderte Denk- und Konzentrationsfähigkeit

(9) B(8) Suizidale Impulse

Definition für Major Depression (DSM-III) auf der HDS/MES: ein Score von 1 oder mehr für das A-Item und mindestens 4 B-Items.

Definition für Major Depression (DSM-III-R) auf der HDS/MES: ein Score von 1 oder mehr für mindestens fünf der Items (1) bis (9).

DSM-III	Nr.	Item		HDS	MES	DSM-III-R
A	1	Niedergeschlagenheit	(0−4) a ☐		☐	(1)
B (6)	2	Schuld	(0−4) b ☐		☐	(7)
B (8)	3	Selbstmord	(0−4) ☐		☐	(9)
B (2)	4	Einschlafstörung	* (0−2) ☐			(4)
B (2)	5	Durchschlafstörung	* (0−2) ☐			(4)
B (2)	6	Frühes Erwachen	* (0−2) ☐			(4)
B (4)	7	Arbeit und Interessen	(0−4) c ☐		☐	(2)
B (3)	8	Verlangsamung (allgemein)	** (0−4) d ☐			(5)
B (3)	9	Agitation	(0−4) ☐			(5)
	10	Angst, psychisch	(0−4) e ☐		☐	
	11	Angst, somatisch	(0−4) ☐			
B (1)	12	Somatische Symptome, gastrointestinal	(0−2) ☐			(1)
B (5)	13	Somatische Symptome, allgemein	*** (0−2) f ☐			(6)
	14	Sexuelles Interesse	(0−2) ☐			
	15	Hypochondrie	(0−4) ☐			
	16	Krankheitseinsicht	(0−2) ☐			
B (1)	17	Gewichtsverlust	(0−2) ☐			(3)
B (2)	18	Schlaflosigkeit, allgemein	* (0−4)		☐	(4)
	19	Verlangsamung (motorisch)	** (0−4)		☐	
	20	Verlangsamung (verbal)	** (0−4)		☐	
B (7) ·	21	Verlangsamung (intellektuell)	** (0−4)		☐	(8)
	22	Verlangsamung (emotional)	** (0−4)		☐	
B (5)	23	Müdigkeit und Schmerzen	** (0−4)			(6)

Sind die DSM-III-Kriterien erfüllt?　　☐　(Ja = 1, Nein = 0)　HDS (a−f)　MES

Sind die DSM-III-R-Kriterien erfüllt?　☐　　　　　　　　　　　☐☐　　　　　☐☐

HDS (1−17)

☐☐

Visuelle Analogskala (Depression)

| |—————————————————————————————————| |

Keine　　　　　　　　　　　　　　　　　　　　　　　　Stark ausgeprägte

Symptomatik　　　　　　　　　　　　　　　　　　　　Symptomatik

　* 　Schlaflosigkeitsitems

 ** 　Verlangsamungsitems

*** 　Müdigkeits- und Schmerzitems

4.5 Definition von „Manische Episode" (DSM-III) mit der MAS

Die DSM-III/DSM-III-R-Kriterien für eine manische Episode umfassen die folgenden Symptome:

A1 A (1) Euphorische Stimmung	(1) B (4)	Gesteigertes Selbstwertgefühl
A2 A (2) Reizbarkeit	(2) B (5)	Vermindertes Schlafbedürfnis
(6) B (1) Steigerung der motori- schen Aktivität	(5) B (6)	Ablenkbarkeit
(3) B (2) Rededrang	(7) B (7)	Exzessive soziale und andere Aktivitäten (die evtl. unange- nehme Konsequenzen haben, worauf aber keine Rücksicht genommen wird)
(4) B (3) Ideenflucht		

Verwendung der MAS für die Diagnostik der Manie:
Wenn die Beurteilung für A (1) höher ausfällt als die für A (2), müssen mindestens auch drei der B-Items vorhanden sein (Mindestausprägung 2), um die Verdachtsdiagnose „manische Episode" (DSM-III/DSM-III-R) zu stellen.
Falls A (2) höher bewertet wird als A (1), müssen für die Verdachtsdiagnose einer manischen Episode (DSM-III/DSM-III-R) mindestens vier B-Items (Mindestausprägung 2) vorhanden sein.

DSM-III	Nr.	Item		Score	DSM-III-R
B (1)	1.	Motorische Aktivität	(0−4)		(6)
B (2)	2.	Verbale Aktivität	(0−4)		(3)
B (3, 6)	3.	Ideenflucht	(0−4)		(4)
	4.	Lautstärke	(0−4)		
A (2)	5.	Feindseligkeit/Destruktivität	(0−4)		A 2
A (1)	6.	Stimmung (Euphorie)	(0−4)		A 1
B (4)	7.	Selbstwertgefühl	(0−4)		(1)
B (1)	8.	Kontaktverhalten	(0−4)		(6)
B (5)	9.	Schlaf	(0−4)		(2)
B (7)	10.	Sexuelle Aktivität	(0−4)		(7)
	11.	Aktivität (Arbeit und Interessen)	(0−4)		(7)
		Gesamtscore			

Sind die DSM-III-Kriterien erfüllt?   ☐
Sind die DSM-III-R-Kriterien erfüllt? ☐   (Ja = 1, Nein = 0)

Visuelle Analogskala (Manie)

Keine
Symptomatik

Stark ausgeprägte
Symptomatik

Die DSM-III-R-Kriterien für Manie umfassen A, A2 und die Symptome (1) bis (7).
Ist A höher bewertet als A2, genügen drei der Items (1) bis (7).

4.6 Definition von „Schizophrenie" (DSM-III) mit der BPRS

S = Schizophreniesymptome
Die DSM-III-Kriterien für Schizophrenie umfassen die folgenden Symptome:

(2)	I	Bizarre Wahnphänomene (Item 15)
(1 a) (1 a)	II	Körperbezogene Wahnphänomene (Item 1), Größenwahn (Item 8) oder andere Wahnphänomene ohne Verfolgungsideen
(1 a) (1 a)	III	Wahnphänomene mit Verfolgungsinhalten (Item 11)
(2)	IV	Akustische Halluzinationen (Item 12)
(16)	V	Inkohärenz (Item 4) in Verbindung mit mindestens einem der folgenden Items:
(1 e)		(a) Abgestumpfter, verflachter oder inadäquater Affekt (Item 3)
(1 b)		(b) Wahnphänomene (Item 1, 8, 11, 15) oder Halluzinationen (Item 12).
(1 d)		(c) Katatonisches Verhalten (Item 7)

Verwendung der BPRS für die Diagnostik der Schizophrenie:
Bei einer Ausprägung höher als 2 bei mindestens einem der fünf DSM-III-Symptome (erste Spalte), besteht der Verdacht auf eine Schizophrenie/schizophreniforme Störung (DSM-III).
Die DSM-III-R-Kriterien für Schizophrenie umfassen mindestens eines der Symptome (1) bis (3). Bei der Anwendung von BPRS auf Schizophrenie (DSM-III-R) muß mindestens eines der Items 3, 4, 2 oder 12 mit mehr als 3 bewertet werden.

DSM-III	Nr.	Item		Score	DSM-III-R
II/V (b)	1.	Körperbezogenheit	(0−4)		(1 a)
	2.	Psychische Angst	(0−4)		
V (a)	3.	Emotionale Zurückgezogenheit	(0−4) S		(1 e)
V	4.	Zerfall des Denkprozesses (Inkohärenz)	(0−4) S		(1 c)
	5.	Selbstzweifel und Schuldgefühle	(0−4)		
	6.	Somatische Angst	(0−4)		
V (c)	7.	Spezifische motorische Symptomatik	(0−4) S		(1 d)
II/V (b)	8.	Größenideen	(0−4) S		(1 a)
	9.	Depressive Stimmung	(0−4)		
	10.	Feindseligkeit	(0−4) S		
III/V (b)	11.	Mißtrauen, paranoide Inhalte	(0−4) S		(1 a)
IV/V (b)	12.	Trugwahrnehmungen und Halluzinationen	(0−4) S		(3) (1 b)
	13.	Motorische Verlangsamung	(0−4)		
	14.	Unkooperatives Verhalten	(0−4) S		
I/V (b)	15.	Ungewöhnliche Denkinhalte	(0−4) S		(2)
	16.	Affektive Abstumpfung	(0−4) S		
	17.	Psychomotorische Erregung	(0−4)		
	18.	Orientierungsstörungen	(0−4)		
		Gesamtscore			

Sind die DSM-III-Kriterien erfüllt? ☐
Sind die DSM-III-R-Kriterien erfüllt? ☐ (Ja = 1, Nein = 0)

Visuelle Analogskala (Schizophrenie)

|⊢——⊣|

Keine
Symptomatik

Stark ausgeprägte
Symptomatik

4.7 Klinischer Syndromkreis (KSK)

Skalen	Gesamt-score	Skalenkriterien (0 = keine 1 = leicht 2 = schwer)	VAS (0–100)	DSM-III (0 = nicht erfüllt 1 = erfüllt)	DSM-III-R (0 = nicht erfüllt 1 = erfüllt)
HAS-P	☐☐	☐	☐☐☐	☐	☐ Panik
HAS-G	☐☐	☐	☐☐☐	☐	☐ Generalisierte Angst
HDS	☐☐	☐	☐☐☐	☐	☐ Depression
HDS (a–f)	☐☐	☐			
MES	☐☐	☐	☐☐☐	☐	☐
MAS	☐☐	☐	☐☐☐	☐	☐
BPRS	☐☐	☐	☐☐☐	☐	☐ Schizoaffektivität
BPRS-S	☐☐	☐	☐☐☐	☐	☐ Schizophrenie

Klinischer Syndromkreis ☐☐

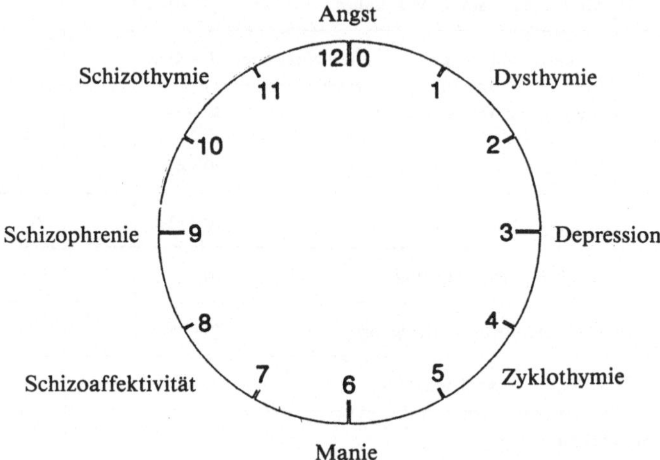

5 Manual und Glossar

5.1 Hamilton-Angstskalen (HAS)

Einleitung

Der Interviewer sollte das Vorhandensein und den Schweregrad der
einzelnen Items aufgrund des Zustands des Patienten zum Zeitpunkt
des Interviews bewerten. Nur wenige der 14 Items können im Sinne
von klinischen Zeichen direkt während des Interviews beobachtet
werden. Die Mehrzahl der Items sind Symptome (= Beschwerden des
Patienten); in diesen Fällen ist es notwendig, den Zustand während
der vorangehenden Tage zu beurteilen (minimale Zeitdauer: 3 Tage).

Das Interview sollte nicht länger als 30 Minuten dauern. Die Befragungstechnik kann sich am Stil der gängigen klinischen Exploration orientieren. Dem Patienten sollte Gelegenheit gegeben werden,
seine Lage in eigenen Worten zu erklären; er sollte nicht genötigt werden, sich lediglich auf die in den einzelnen Items enthaltenen Inhalte
zu beschränken. Spontane, nicht erfragte Ausführungen des Patienten können für die Beurteilung wesentlich sein.

Die Beurteilung sollte jeweils zu einer festen Tageszeit, z. B. zwischen 8 und 9 Uhr vormittags, durchgeführt werden, um den Einfluß
von Tagesschwankungen zu vermeiden.

Es handelt sich um eine semiquantitative Beurteilung von Symptomen. Die Skala wurde allein zum Zweck der Beurteilung des gegenwärtigen klinischen Zustandes entwickelt und sollte nicht als ein
diagnostisches Hilfsmittel betrachtet werden. Wird die Skala wö-
chentlich bei demselben Patienten angewendet, so sollte sich jede
Beurteilung lediglich auf den aktuellen Beurteilungszeitpunkt beziehen. Der Beurteiler sollte es daher vermeiden, auf frühere Interviews
Bezug zu nehmen, und er sollte ebenso nicht die Veränderung der
Symptomatik seit dem letzten Interview erfragen oder in Betracht

ziehen; der Beurteiler sollte sich statt dessen auf die Symptomatik während der vergangenen Woche beziehen.

Bezüglich der einzelnen Items wird davon ausgegangen, daß jede Skalenstufe die darunterliegenden miteinschließt (also daß Skalenstufe 3 auch die Stufen 1 und 2 umfaßt).

Wenn ein Symptom nicht vorhanden ist, wird mit 0 bewertet. Die Skalenstufen werden folgendermaßen definiert:

1. Angst

Dieses Item beinhaltet Gefühle des Besorgtseins und der Unsicherheit bezüglich der Zukunft und umfaßt Kummer, Reizbarkeit und Befürchtungen bis zu überwältigender Angst.

0: Der Patient ist nicht mehr und nicht weniger unsicher oder reizbar als sonst.

1: Es ist fraglich, ob der Patient unsicherer oder reizbarer als sonst ist.

2: Der Patient äußert deutlicher, daß er sich in einem Zustand der Angst, Besorgnis oder Reizbarkeit befindet, den er nur mit Mühe beherrschen kann. Da diese Sorgen jedoch nur unbedeutende Angelegenheiten betreffen, haben sie keinen Einfluß auf das tägliche Leben des Patienten.

3: Die Angst oder Unsicherheit ist zeitweise nur schwer zu beherrschen, da die Befürchtungen Probleme und Unglücksfälle betreffen, die sich vielleicht einmal ereignen könnten. Diese Angst kann als Panik, d. h. als überwältigende Furcht erlebt werden. Sie beeinträchtigt zeitweilig das tägliche Leben des Patienten.

4: Der Patient befindet sich so oft in einem panikartigen Zustand, daß sein tägliches Leben dadurch deutlich beeinträchtigt ist.

2. Spannung

Dieses Item beinhaltet die Unfähigkeit, sich zu entspannen, Nervosität, körperliche Anspannung, Zittern und rastlose Erschöpfung.

0: Der Patient ist nicht mehr oder weniger angespannt als sonst.

1: Der Patient gibt zu erkennen, daß er etwas nervöser und angespannter als sonst ist.

2: Der Patient gibt deutlich zu erkennen, daß er unfähig ist, sich zu entspannen. Er fühlt sich innerlich so unruhig, daß er es nur schwer zu kontrollieren vermag. Dies bleibt jedoch ohne Einfluß auf das Alltagsleben.

3: Die innere Unruhe und Nervosität des Patienten ist so stark oder häufig, daß er ihn gelegentlich in seinem Alltagsleben behindert.

4: Die Spannung und Unruhe stört den Patienten ständig in seinem Alltagsleben und bei seiner Arbeit.

3. Furcht

Hierbei handelt es sich um eine Art von Angst, die in bestimmten Situationen aufkommt. Solche Situationen sind offene oder geschlossene Räume, beim Anstehen in einer Menschenschlange, mit dem Bus oder Zug zu fahren etc. Das Vermeiden solcher Situationen erlebt der Patient als Erleichterung. Es ist wichtig, bei der Beurteilung zu vermerken, ob die phobischen Ängste während der gegenwärtigen Episode zugenommen haben.

0: Keine entsprechende Symptomatik.

1: Zweifelhaft, ob vorhanden.

2: Der Patient hat bereits phobische Ängste erlebt, konnte diese aber bisher bekämpfen.

3: Der Patient hat Schwierigkeiten, seine phobischen Ängste zu bekämpfen oder diese zu überwinden, so daß er durch diese Ängste bis zu einem gewissen Ausmaß in seinem Alltagsleben und in seiner Arbeit behindert ist.

4: Die phobischen Ängste behindern den Patienten deutlich in seinem Alltagsleben und bei seiner Arbeit.

4. Schlafstörungen

Dieses Item umfaßt ausschließlich die subjektiven Empfindungen des Patienten bezüglich seiner Schlafdauer (Anzahl von Schlafstunden in einem 24-Stunden-Intervall) und Schlaftiefe (oberflächlicher und unterbrochener Schlaf im Gegensatz zu tiefem, ununterbrochenem Schlaf). Die Beurteilung bezieht sich auf die drei zurückliegenden Nächte. Beachte: Die Gabe von Hypnotika oder Sedativa wird nicht berücksichtigt.

0: Gewohnte Schlafdauer und Schlaftiefe.

1: Die Schlafdauer ist fraglich oder nur geringfügig verkürzt (z. B. infolge Einschlafschwierigkeiten); die Schlaftiefe ist nicht beeinträchtigt.

2: Die Schlaftiefe ist neben der Schlafdauer auch vermindert; der Schlaf ist oberflächlicher. Der Schlaf ist insgesamt etwas gestört.

3: Sowohl die Schlafdauer als auch die Schlaftiefe sind deutlich verändert. Insgesamt schläft der Patient nur wenige Stunden innerhalb von 24 Stunden.

4: Es ist kaum möglich, die Schlafdauer genau zu bestimmen, da der Schlaf so flach ist, daß der Patient nur von kurzen Schlummerperioden oder kurzem Dösen, aber keinem eigentlichen Schlaf berichtet.

5. Intellektuelle Leistungsbeeinträchtigung

Dieses Item beinhaltet Schwierigkeiten mit der Konzentration, mit der Fähigkeit, einfache Entscheidungen zu treffen, und mit dem Gedächtnis.

0: Der Patient hat nicht mehr oder weniger Probleme als sonst, sich zu konzentrieren oder sich etwas zu merken.

1: Es ist zweifelhaft, ob der Patient Konzentrations- und/oder Gedächtnisschwierigkeiten hat.

2: Sogar mit großer Anstrengung gelingt es dem Patienten nicht, sich auf seine täglichen Routinearbeiten zu konzentrieren.

3: Stärker ausgeprägte Probleme mit der Konzentration, mit dem Gedächtnis oder mit der Fähigkeit, Entscheidungen zu treffen. Z. B. hat er Schwierigkeiten, einen Artikel in einer Zeitschrift zu lesen oder ein Fernsehprogramm durchgehend zu verfolgen. Beurteile 3, solange die Konzentrations- oder Gedächtnisstörungen das Interview nicht eindeutig behindert haben.

4: Der Patient hat während des Interviews Schwierigkeiten mit der Konzentration und/oder dem Gedächtnis gezeigt und/oder seine Entscheidungen kommen mit eindeutiger Verzögerung.

6. Niedergeschlagenheit

Dieses Item umfaßt sowohl die verbale wie auch die nichtverbale Äußerung von Traurigkeit, Depression, Verzweiflung, Verzagtheit, Hilflosigkeit und Hoffnungslosigkeit.

0: Stimmung neutral.

1: Es ist unklar, ob der Patient verzagter oder trauriger als sonst ist; d. h. er macht vage Andeutungen, daß er trauriger sei als üblich.

2: Der Patient ist sichtlich bedrückt und durch traurige Gedanken beeinträchtigt, jedoch nicht hilflos oder hoffnungslos.

3: Der Patient zeigt deutlich nichtverbale Zeichen von Depressivität und/oder ist zeitweise von Hilflosigkeit oder Hoffnungslosigkeit überwältigt.

4: Die Schilderungen oder nichtverbalen Äußerungen des Patienten zu seiner Verzweiflung und Hilflosigkeit beherrschen das gesamte Gespräch. Der Patient läßt sich nicht ablenken.

7. Allgemeine somatische Symptome (muskulär)

Dieses Item beinhaltet die Gefühle von Schwäche, Steifheit, Wundheit, welche sich zu einem echten Schmerzerleben steigern können, das mehr oder weniger diffus in der Muskulatur lokalisiert wird.

0: Der Patient gibt an, nicht mehr als sonst ein Gefühl von Wundheit oder Steifheit in der Muskulatur zu verspüren.

1: Der Patient gibt an, seine Muskulatur etwas steifer oder wunder als sonst zu empfinden.

2: Die Symptome haben den Charakter von Schmerzen erreicht.

3: Die Muskelschmerzen behindern in einem gewissen Ausmaß den Patienten in seinem Alltagsleben und bei der Arbeit.

4: Die Muskelschmerzen sind die meiste Zeit über vorhanden und behindern den Patienten eindeutig im Alltagsleben und bei der Arbeit.

8. Allgemeine somatische Symptome (sensorisch)

Dieses Item beinhaltet schnellere Ermüdbarkeit und Schwächegefühl, welche sich zu einer tatsächlichen funktionellen Störung der Sinnesorgane steigern kann. Hierin eingeschlossen sind Tinnitus, Sehstörungen, Wärme- und Kälteschauer sowie Kribbelgefühle.

0: Keine entsprechende Symptomatik.

1: Es ist zweifelhaft, ob die Empfindungen des Patienten bezüglich eines Druck- oder Kribbelgefühls (z. B. in den Ohren, den Augen oder bei der Haut) deutlicher als sonst vorhanden sind.

2: Die Mißempfindungen werden z. B. als Ohrensausen oder Ohrenklingeln, als Störungen beim Sehen, als Kribbeln oder Jucken auf der Haut empfunden (Parästhesien).

3: Die generalisierten sensorischen Symptome behindern den Patienten in einem gewissen Ausmaß im Alltagsleben und bei der Arbeit.
4: Die generalisierten sensorischen Symptome sind die meiste Zeit über vorhanden und behindern den Patienten eindeutig im Alltagsleben und bei seiner Arbeit.

9. Kardiovaskuläre Symptome

Dieses Item beinhaltet Tachykardie, Herzklopfen, Druckgefühl oder Schmerzen in der Brust, Pochen in den Gefäßen und Ohnmachtsgefühle.

0: Keine entsprechende Symptomatik.
1: Zweifelhaft, ob vorhanden.
2: Kardiovaskuläre Symptome sind vorhanden, doch der Patient kann sie noch kontrollieren.
3: Der Patient hat hin und wieder Schwierigkeiten, die kardiovaskulären Symptome zu kontrollieren, so daß sie ihn in einem gewissen Ausmaß im Alltagsleben und bei der Arbeit behindern.
4: Die kardiovaskulären Symptome sind die meiste Zeit vorhanden und behindern den Patienten eindeutig im Alltagsleben und bei der Arbeit.

10. Respiratorische Symptome

Dieses Item beinhaltet Druck- oder Engegefühl in Hals oder Brust oder Dyspnoe, die sich bis hin zu Erstickungsgefühlen steigern kann.

0: Keine entsprechenden Symptome.
1: Zweifelhaft, ob vorhanden.
2: Respiratorische Symptome sind vorhanden, aber der Patient kann sie noch kontrollieren.
3: Der Patient hat hin und wieder Schwierigkeiten, seine respiratorischen Symptome zu kontrollieren, so daß sie den Patienten in einem gewissen Ausmaß im Alltagsleben und bei seiner Arbeit behindern.
4: Die respiratorischen Symptome sind die meiste Zeit über vorhanden und behindern den Patienten eindeutig im Alltagsleben und bei seiner Arbeit.

11. Gastrointestinale Symptome

Dieses Item beinhaltet Schluckbeschwerden, Blähungen, Bauch-schmerzen, Schmerzen vor und nach dem Essen, Sodbrennen, Ma-genschmerzen, Völlegefühl, Übelkeit, Erbrechen, Darmkrämpfe, Durchfall und Verstopfung.

0: Keine entsprechenden Symptome.
1: Zweifelhaft, ob vorhanden (oder zweifelhaft, ob von den üblichen gastrointestinalen Mißempfindungen verschieden).
2: Ein oder zwei der oben genannten Symptome sind vorhanden, der Patient kann sie jedoch noch kontrollieren.
3: Der Patient zeigt hin und wieder eines oder mehrere der oben ge-schilderten Symptome in einem solchen Ausprägungsgrad, daß er dadurch in einem gewissen Ausmaß in seinem Alltagsleben und bei seiner Arbeit behindert ist.
4: Die gastrointestinalen Symptome sind die meiste Zeit über vor-handen und behindern den Patienten eindeutig im Alltagsleben und bei seiner Arbeit.

12. Urogenitale Symptome

Dieses Item beinhaltet nicht organisch bzw. psychisch bedingte Sym-ptome wie häufiges Wasserlassen, Harndrang, Menstruationsstörun-gen, Anorgasmie, Dyspaneurie, Ejaculatio praecox oder Erektions-störungen.

0: Keine entsprechende Symptomatik.
1: Zweifelhaft, ob vorhanden (oder zweifelhaft, ob von den üblichen urogenitalen Mißempfindungen verschieden).
2: Ein oder zwei der oben genannten Symptome sind vorhanden, sie behindern den Patienten jedoch nicht in seinem Alltagsleben und bei seiner Arbeit.
3: Der Patient zeigt hin und wieder eines oder mehrere der oben ge-schilderten urogenitalen Symptome in einem solchen Ausprä-gungsgrad, daß er dadurch in einem gewissen Ausmaß in seinem Alltagsleben und bei seiner Arbeit behindert ist.
4: Die urogenitalen Symptome sind die meiste Zeit über vorhanden und behindern den Patienten eindeutig im Alltagsleben und bei seiner Arbeit.

13. Neurovegetative Symptome

Dieses Item beinhaltet Mundtrockenheit, Erröten oder Erbleichen, Schwitzen und Schwindelgefühl.

0: Keine entsprechende Symptomatik.
1: Zweifelhaft, ob vorhanden.
2: Ein oder zwei der oben genannten neurovegetativen Symptome sind vorhanden, sie behindern den Patienten jedoch nicht in seinem Alltagsleben und bei seiner Arbeit.
3: Der Patient zeigt hin und wieder eines oder mehrere der oben geschilderten neurovegetativen Symptome in einem solchen Ausprägungsgrad, daß er dadurch in einem gewissen Ausmaß in seinem Alltagsleben und bei seiner Arbeit behindert ist.
4: Die neurovegetativen Symptome sind die meiste Zeit über vorhanden und behindern den Patienten eindeutig im Alltagsleben und bei seiner Arbeit.

14. Verhalten beim Interview

Dieses Item stützt sich auf das Verhalten des Patienten beim Interview. Erschien der Patient angespannt, nervös, agitiert, unruhig, zappelig, zittrig, bleich, hyperventilierend oder schwitzend? Aufgrund solcher Beobachtungen wird folgende Globaleinschätzung gemacht:

0: Der Patient wirkt nicht ängstlich.
1: Es ist zweifelhaft, ob der Patient ängstlich ist.
2: Der Patient ist mäßig ängstlich.
3: Der Patient ist eindeutig ängstlich.
4: Der Patient ist von Angst beherrscht, z. B. zittert und bebt am ganzen Körper.

Literatur

Hamilton M [7]
Hamilton M [26]
Gjerris A et al. [27]
Bech P et al. [8]

5.2 Hamilton-Depressionsskala (HDS) mit Melancholieskala (MES)

Einleitung

Die erweiterte Hamilton-Depressionsskala besteht aus den 17 ursprünglichen Hamilton-Items und den 11 Bech-Rafaelsen-Items. Insgesamt enthält die Skala jedoch nur 23 Items, da einige der Items in beiden Depressionsskalen in identischer Form vorliegen.

Der Interviewer sollte das Vorhandensein und den Schweregrad der einzelnen Items nach dem Zustand des Patienten zum Zeitpunkt der Befragung bewerten.

Einige Punkte (z. B. Schlafstörungen) sind jedoch für eine Beurteilung „an Ort und Stelle" weniger geeignet. Hier muß man retrospektiv den Zustand während der letzten 3 Tage vor dem Interview erfassen. In Zweifelsfällen sollte der Interviewer Informationen vom Pflegepersonal oder den Angehörigen einholen.

Auch wenn die ausgewählten Items die depressive Symptomatologie gut abdecken, kann es Situationen geben, wo eines oder mehrere Items zu fehlen scheinen. In solchen Situationen sollte man von den folgenden Überlegungen ausgehen: Es gibt z. B. kein Item für Zwangsvorstellungen und -symptome, weil diese eher diagnostische als quantitative Bedeutung haben. Wenn andererseits Zwangsideen Bezug zur Tiefe der Depression zu haben scheinen, sollte überlegt werden, ob sie lediglich ein Ausdruck der Unsicherheit oder Befürchtungen des Patienten sind. In diesem Fall sollten Zwangsgedanken bei Item 10 (psychische Angst) mit in die Beurteilung einbezogen werden. Zwangsvorstellungen können auch ein Teil von Selbstentwertungsgefühlen sein und sind auf verbaler Ebene oft Ausdruck wahnhafter Schuldgefühle. In diesem Fall sollten sie in die Beurteilung von Item 2 (Selbstentwertungs- und Schuldgefühle) mit einbezogen werden. Darüber hinaus können Zwangsvorstellungen auch Teil depressiver Gedanken sein und bei Item 1 (Niedergeschlagenheit) oder Item 3 (suizidale Impulse) mitbeurteilt werden. Da diese Symptome auch Teil der depressionsbedingten Entscheidungsunfähigkeit des Patienten sein können, sollten sie auch bei Item 21 (intellektuelle Verlangsamung oder Beeinträchtigung) berücksichtigt werden.

Die Beurteilung sollte immer zu einer festen Zeit stattfinden (z. B.

zwischen 8.00 Uhr und 9.30 Uhr morgens), um Einflüsse von Tagesschwankungen zu vermeiden.

Die Skala ist ein Instrument für quantitative Messungen. Sie wurde allein zur Beurteilung des gegenwärtigen klinischen Zustandsbildes entwickelt und ist nicht als diagnostisches Instrument anzusehen.
Wird die Skala in wöchentlichen Beurteilungen eines Patienten einge-
setzt, sollten diese unabhängig voneinander erfolgen. Der Rater sollte deshalb vermeiden, sich die vorausgegangenen Beurteilungen anzusehen oder in Erinnerung zu rufen, und sollte auch nicht nach
eventuellen Veränderungen seit dem letzten Interview fragen. Statt
dessen sollte er versuchen, sich Aufschluß über den Zustand des Patienten während der letzten 3 Tage zu verschaffen.

Bei den verschiedenen Items wird vorausgesetzt, daß jede Skalenstufe die darunterliegenden Stufen miteinschließt (also daß Skalenstufe 3 auch die Stufen 1 und 2 umfaßt). Der Normalzustand wird
immer mit 0 bewertet.

Normalerweise werden die 5 Stufen eines Items folgendermaßen
definiert: Stufe 0 bedeutet, daß das Symptom nicht vorhanden ist.
Stufe 1 trifft zu, wenn das Symptom in einer so milden Form vorhanden ist, daß es fraglich ist, ob überhaupt ein Unterschied zum Normalzustand besteht. Stufe 2 bedeutet, daß das Symptom klar vorhanden ist, aber in einer milden Form, die das tägliche Leben des Patienten nicht beeinflußt. Deutliche Ausprägung des Symptoms mit teil-
weiser Beeinträchtigung des täglichen Lebens des Patienten wird mit
Stufe 3 bewertet. Stufe 4 entspricht einer extremen Symptomausprä-
gung mit konstanter Beeinträchtigung des Lebens des Patienten. Die
folgenden Anleitungen sind Richtlinien für das Einstufen der einzelnen Items.

1. Niedergeschlagenheit
Dieses Item umfaßt sowohl die verbale wie auch die nichtverbale Äußerung von Traurigkeit, Depression, Verzweiflung, Verzagtheit, Hilflosigkeit und Hoffnungslosigkeit.

0: Stimmung neutral.
1: Es ist unklar, ob der Patient verzagter oder trauriger als sonst
   ist; d. h. er macht vage Andeutungen, daß er trauriger sei als üblich.
2: Der Patient ist sichtlich bedrückt und durch traurige Gedanken
   beeinträchtigt, jedoch nicht hilflos oder hoffnungslos.

3: Der Patient zeigt deutlich nichtverbale Zeichen von Depressivität
und/oder ist zeitweise von Hilflosigkeit oder Hoffnungslosigkeit
überwältigt.

4: Die Schilderungen oder nichtverbalen Äußerungen des Patienten
zu seiner Verzweiflung und Hilflosigkeit beherrschen das gesamte
Gespräch. Der Patient läßt sich nicht ablenken.

2. Selbstentwertungs- und Schuldgefühle

Dieses Item beschreibt vermindertes Selbstwertgefühl, verbunden mit
Schuldgefühlen.

0: Keine Selbstentwertungs- oder Schuldgefühle.

1: Es ist unsicher, ob Schuldgefühle vorhanden sind. Der Patient
glaubt, daß er seit seiner Erkrankung aufgrund seiner verminderten Arbeitsfähigkeit eine Belastung für seine Familie oder seine
Arbeitskollegen sei.

2: Selbstentwertungs- oder Schuldgefühle sind deutlicher vorhanden. Der Patient beschäftigt sich mit Ereignissen vor der jetzigen
Krankheitsphase, macht sich z. B. Selbstvorwürfe wegen unbedeutender Versäumnisse oder Mißgeschicke, ungenügender
Pflichterfüllung oder der Vorstellung, anderen Unrecht getan zu
haben.

3: Der Patient leidet an ausgeprägten Schuldgefühlen. Er äußert
manchmal den Gedanken, daß sein gegenwärtiges Leiden eine Art
Bestrafung sei. Stufe 3 ist angezeigt, solange der Patient verstandesmäßig einsehen kann, daß seine Vorstellungen unbegründet
sind.

4: Der Patient hält unbeirrbar an seinen Schuldgefühlen fest und
läßt keine Gegenargumente gelten. Seine Schuldgefühle sind unkorrigierbar und paranoid.

3. Suizidale Impulse

1: Keine Selbstmordgedanken.

2: Der Patient findet das Leben zwar nicht lebenswert, äußert jedoch nicht den Wunsch zu sterben.

3: Der Patient wünscht zu sterben, hat aber keine konkreten Selbst-
mordpläne.

4: Der Patient hat in den Tagen vor dem Interview einen Selbst-
mordversuch unternommen oder wird auf der Station wegen
Selbstmordgefahr besonders überwacht.

4 — 6 Merke: Gabe von Medikamenten — sedierende oder andere —
soll nicht berücksichtigt werden.

4. Einschlafstörung

0: Keine Einschlafstörung.
1: Der Patient hat eine oder zwei der letzten 3 Nächte mehr als 30
Minuten wachgelegen, ohne einschlafen zu können.
2: Der Patient hat alle 3 Nächte länger als 30 Minuten wachgelegen,
bevor er einschlafen konnte.

5. Durchschlafstörung

Der Patient wacht zwischen Mitternacht und 5 Uhr morgens ein-
oder mehrmals auf (falls nur zum Wasserlassen mit nachfolgend ra-
schem Wiedereinschlafen: Stufe 0).

0: Keine Durchschlafstörung.
1: Ein- oder zweimal während der letzten 3 Nächte aufgewacht.
2: Jede Nacht mindestens einmal aufgewacht.

6. Vorzeitiges Erwachen

Der Patient wacht auf, bevor er oder seine Umgebung es wollen.

0: Kein vorzeitiges Erwachen.
1: Weniger als 1 Stunde zu früh erwacht (und kann eventuell wieder
einschlafen).
2: Regelmäßiges oder mehr als 1 Stunde zu frühes Erwachen.

7. Arbeit und Interessen

Dieser Punkt beinhaltet sowohl die geleistete Arbeit als auch die Arbeitsmotivation. Man beachte jedoch, daß die körperlichen Erschei-
nungen von Müdigkeit und Apathie in Item 13 (allgemeine körperliche Symptome) und in Item 23 (Müdigkeit und Schmerzen) erfaßt
sind.

A) Bei der ersten Beurteilung des Patienten

0: Normale Arbeitsaktivität.
1: Infolge mangelnder Motivation und/oder Schwierigkeiten beim
Bewältigen der normalen Arbeit hält der Patient seine Arbeitsleistung für ungenügend. Allerdings kann er noch in vollem Umfan-
ge arbeiten.

2: Ausgeprägtere Unzulänglichkeit infolge mangelnder Motivation und/oder wegen zunehmender Schwierigkeiten beim Bewältigen der normalen Arbeit. Arbeitsleistung und Arbeitstempo sind reduziert, und der Patient ist den Anforderungen am Arbeitsplatz oder zu Hause nicht mehr gewachsen. Er bleibt gelegentlich ein paar Tage zu Hause oder verläßt den Arbeitsplatz früher.

3: Der Patient ist krankgeschrieben oder hospitalisiert (als Tagespatient oder volle Hospitalisierung), kann aber für einige Stunden am Tag an Stationsaktivitäten teilnehmen.

4: Der Patient ist voll hospitalisiert und meist unbeschäftigt. Er nimmt an den Stationsaktivitäten nicht teil.

B) Bei wöchentlichen Ratings

0: Normale Arbeitsaktivität.

   a) Der Patient hat seine Arbeit wieder in normalem Umfang aufgenommen.

   b) Der Patient ist imstande, seine Arbeit wieder in normalem Umfang aufzunehmen.

1: a) Der Patient arbeitet, allerdings infolge mangelnder Arbeitsmotivation oder wegen Schwierigkeiten bei der Erledigung seiner normalen Arbeit nur mit verminderter Leistung.

   b) Der Patient arbeitet nicht, und es ist fraglich, ob er sein normales Arbeitspensum erfüllen könnte.

2: a) Der Patient arbeitet, allerdings deutlich in beschränktem Maß, da er öfter fehlt oder verkürzte Arbeitszeit hat.

   b) Der Patient ist (noch immer) hospitalisiert oder krankgeschrieben und nimmt mehr als 3 Stunden täglich an Stationsaktivitäten bzw. Aktivitäten zu Hause teil. Seine frühere Tätigkeit kann er nur in beschränktem Maß wieder aufnehmen. Ein hospitalisierter Patient kann jetzt von der vollen zur Tageshospitalisation überwechseln.

3: Der Patient ist nicht imstande, seine normale Arbeit zu verrichten, nimmt aber 3 – 4 Stunden täglich an den Stationsaktivitäten teil. Die Versetzung des Patienten in den Status des Tagespatienten kann erwogen werden, eine Entlassung empfiehlt sich jedoch noch nicht.

4: Der Patient ist (immer noch) voll hospitalisiert und generell nicht fähig, an den Stationsaktivitäten teilzunehmen.

8. Verlangsamung (allgemein)

0: Normale verbale und motorische Aktivität, adäquater Gesichts-
    ausdruck.

1: Die verbale Ausdrucksfähigkeit ist leicht eingeschränkt, der Ge-
    sichtsausdruck etwas starr (verlangsamt).

2: Im Gespräch eindeutig verlangsamt, mit Pausen; eingeschränkte
    Gestik und langsamer Gang.

3: Infolge langer Pausen und kurzer Antworten dauert das Ge-
    spräch eindeutig länger; alle Bewegungen sind stark verlangsamt.

4: Das Interview kann nicht zu Ende geführt werden; die motorische
    Verlangsamung nähert sich dem Stupor oder der Patient ist stu-
    porös.

9. Unruhe/Agitation

0: Normale motorische Aktivität, adäquater Gesichtsausdruck.

1: Leichte oder fragliche Unruhe, z. B. Tendenz, auf dem Stuhl her-
    umzurutschen oder sich am Kopf zu kratzen.

2: Der Patient zeigt Nesteln, Händeringen, ändert immer wieder sei-
    ne Sitzposition auf dem Stuhl, ist auf der Station ruhelos, geht
    zeitweise auf und ab.

3: Während des Interviews kann der Patient nicht ruhig sitzen
    und/oder läuft auf der Station häufig auf und ab.

4: Das Interview muß im Stehen geführt werden. Der Patient geht
    fast die ganze Zeit auf und ab, zieht Kleidungsstücke aus, rauft
    sich die Haare.

10. Angst (psychisch)

Mit diesem Item werden Spannung, Reizbarkeit, Sorgen, Unsicherheit, Furcht und an Panik grenzende Ängste erfaßt. Dabei kann es oft
schwierig sein, zwischen dem Angsterlebnis des Patienten (‚psychische‘ oder ‚zentrale‘ Angstphänomene) und den beobachtbaren physiologischen (‚peripheren‘) Angstmanifestationen zu unterscheiden
(z. B. Handtremor und Schwitzen). Am wichtigsten sind die Angaben
des Patienten über Sorgen, Unsicherheit, Ungewißheit, Furcht- und
Panikreaktionen, d. h. über die psychische (‚zentrale‘) Angst.

0: Der Patient ist nicht mehr und nicht weniger unsicher oder reiz-
    bar als sonst.

1: Es ist fraglich, ob der Patient unsicherer oder reizbarer als sonst
    ist.

2: Der Patient äußert deutlicher, daß er sich in einem Zustand der Angst, Besorgnis oder Reizbarkeit befindet, den er nur mit Mühe beherrschen kann. Da diese Sorgen jedoch nur unbedeutende Angelegenheiten betreffen, haben sie keinen Einfluß auf sein tägliches Leben.

3: Die Angst oder Unsicherheit ist zeitweise nur schwer zu beherrschen, da die Befürchtungen eventuelle zukünftige Probleme und Unglücksfälle betreffen. Diese Angst kann als Panik, d. h. als überwältigende Furcht erlebt werden. Sie beeinträchtigt zeitweilig das tägliche Leben des Patienten.

4: Der Patient befindet sich so oft in einem panikartigen Zustand, daß sein tägliches Leben dadurch deutlich beeinträchtigt ist.

11. Angst (somatisch)

Dieses Item beinhaltet alle physiologischen Begleiterscheinungen der Angst.

Alle psychischen Auswirkungen sollten in Item 10 beurteilt werden.

0: Der Patient ist nicht mehr und nicht weniger als sonst somatischen Auswirkungen von Ängsten unterworfen.

1: Der Patient leidet gelegentlich unter leichten Symptomen wie abdominalen Beschwerden, Schwitzen oder Zittern. Seine Beschreibung ist jedoch vage und nicht eindeutig.

2: Der Patient leidet von Zeit zu Zeit an abdominalen Symptomen, Schwitzen, Zittern etc. Die Symptome werden eindeutig beschrieben, sind aber noch nicht so markant oder beeinträchtigend, daß sie das tägliche Leben des Patienten beeinträchtigen.

3: Körperliche Begleitsymptome der Angst sind markant und oft sehr beunruhigend. Sie beeinträchtigen gelegentlich das tägliche Leben des Patienten.

4: Zahlreiche körperliche Begleitsymptome der Angst, die häufig anhaltend und beeinträchtigend sind. Sie behindern deutlich das Alltagsleben des Patienten.

12. Gastrointestinale Symptome

Diese Symptome können aus dem ganzen gastrointestinalen Trakt stammen. Mundtrockenheit, Mangel an Appetit und Verstopfung treten häufiger auf als abdominale Schmerzen und Krämpfe. Sie sollen unterschieden werden von gastrointestinalen Angstsymptomen (nervöses Magenkribbeln oder unkontrollierte Darmtätigkeit) und von nihilistischen Ideen (keine Darmtätigkeit über Wochen und Monate, Verkümmerung der Eingeweide), die unter Item 15 (Hypochondrie) erfaßt werden sollten.

0: Keine gastrointestinalen Beschwerden (oder vor der Depression vorhandene Symptome sind unverändert).

1: Ißt, ohne vom Pflegepersonal dazu aufgefordert zu werden und in etwa normal viel, jedoch ohne Genuß (alle Gerichte schmecken gleich, Zigaretten haben keinen Geschmack). Gelegentlich Verstopfung.

2: Die Nahrungsaufnahme ist eingeschränkt, der Patient muß zum Essen aufgefordert werden. Er leidet in der Regel an Verstopfung. Laxanzien werden oft versucht, helfen aber kaum.

13. Allgemeine körperliche Symptome

Es geht hier hauptsächlich um das Gefühl von Müdigkeit, Erschöpfung und Energicverlust, aber auch um diffuse Muskel-, Nacken-, Rücken- und Gliederschmerzen, z. B. muskulär bedingte Kopfschmerzen.

0: Keine Anzeichen stärkerer Müdigkeit oder größeren körperlichen Unbehagens als sonst.

1: Vages Gefühl muskulärer Mattigkeit und anderen körperlichen Unwohlseins.

2: Eindeutig oder ständig müde und erschöpft und/oder durch körperliche Beschwerden, wie z. B. muskulär bedingte Kopfschmerzen, beeinträchtigt.

14. Sexuelles Interesse

Es ist oft schwierig, dieses Thema aufzugreifen, besonders bei älteren Patienten. Bei männlichen Patienten sollte man über sexuelle Vorstellungen und Wünsche sprechen, bei weiblichen Patienten über die Fähigkeit, auf sexuelle Wünsche einzugehen und sexuelle Befriedigung zu erleben.

0: Sexuelles Interesse und Aktivität wie sonst.

1: Fragliche oder leichte Verminderung des sexuellen Interesses oder sexueller Befriedigung.

2: Klarer Verlust des sexuellen Interesses. Oftmals funktionelle Impotenz beim Mann und fehlende Stimulierbarkeit oder offene Abscheu bei der Frau.

15. *Hypochondrie*
Übermäßige Beschäftigung mit körperlichen Symptomen oder Funktionen (ohne daß eine körperliche Krankheit vorliegt).

0: Der Patient beachtet die alltäglichen körperlichen Empfindungen nicht stärker als gewöhnlich.
1: Fraglich oder leicht vermehrtes Interesse des Patienten an seinen körperlichen Symptomen oder Funktionen.
2: Der Patient macht sich ziemlich große Sorgen um seine körperliche Gesundheit. Er stellt sich vor, daß er organisch krank ist, und neigt dazu, seine Symptome zu „somatisieren".
3: Der Patient ist überzeugt, an einer körperlichen Krankheit zu leiden, die alle seine Symptome erklärt (Hirntumor, Magenkarzinom etc.), kann jedoch für kurze Zeit davon überzeugt werden, daß dies nicht zutrifft.
4: Die übermäßige Beschäftigung mit körperlichen Funktionsstörungen hat eindeutig paranoide Ausmaße angenommen. Die hypochondrischen Wahnideen enthalten oft nihilistische Elemente oder Schuldvorstellungen (z. B. innerliches Verfaulen, Insekten zerfressen die Gewebe, der Darm ist verschlossen oder atrophiert, andere Patienten werden durch den schlechten Geruch oder die Syphilis des Patienten infiziert). Gegenargumente sind ohne jeden Erfolg.

16. *Krankheitseinsicht*
Dieses Item hat selbstverständlich nur einen Sinn, wenn der Befrager überzeugt ist, daß der Patient sich zum Zeitpunkt des Interviews noch in einem depressiven Zustand befindet.

0: Der Patient ist sich im klaren über seine depressiven Symptome oder darüber, daß er „nervenkrank" ist.
1: Der Patient weiß zwar, daß er depressiv ist, aber er betrachtet dies als sekundär im Vergleich zu nichtkrankheitsbezogenen Verhältnissen wie etwa schlechte Ernährung, Klima oder Überarbeitung.
2: Der Patient leugnet krank zu sein. Patienten mit Wahnideen sind

definitionsgemäß ohne Einsicht. Deshalb sollte die Haltung des Patienten bezüglich eventueller Schuldgefühle (Item 2) oder Hypochondrie (Item 15) erfragt werden, doch sollten auch andere Wahnideen berücksichtigt werden.

17. Gewichtsverlust

Man sollte versuchen, objektive Informationen zu gewinnen; falls das nicht möglich ist, sollte die Schätzung konservativ erfolgen.

A) Bei der ersten Befragung umfaßt das Item die gesamte Dauer der jetzigen Krankheitsphase

0: Kein Gewichtsverlust.
1: 1 – 2,5 kg Gewichtsverlust.
2: 3 kg oder mehr Gewichtsverlust.

B) Bei wöchentlicher Befragung

0: Kein Gewichtsverlust.
1: 0,5 kg wöchentlicher Gewichtsverlust.
2: 1 kg oder mehr wöchentlicher Gewichtsverlust.

18. Schlafstörungen

Unter diesem Item wird lediglich das subjektive Erleben des Patienten bezüglich Schlafdauer (Anzahl Stunden Schlaf innerhalb von 24 Stunden) und Schlaftiefe (oberflächlicher und unterbrochener Schlaf im Gegensatz zu tiefem und ununterbrochenem Schlaf) erfaßt. Der Beurteilung liegen die letzten 3 Nächte zugrunde; die Einnahme von Hypnotika oder Sedativa wird nicht berücksichtigt.

0: Gewohnte Schlafdauer und Schlaftiefe.
1: Die Schlafdauer ist möglicherweise leicht verkürzt (z. B. Einschlafschwierigkeiten), die Schlaftiefe jedoch normal.
2: Die Schlaftiefe ist nun ebenfalls vermindert, der Schlaf ist oberflächlicher. Der Schlaf wird insgesamt als gestört erlebt.
3: Sowohl Schlafdauer als auch Schlaftiefe sind deutlich verändert. Die einzelnen Schlafperioden belaufen sich innerhalb von 24 Stunden insgesamt nur auf wenige Stunden.
4: Die Schlafdauer ist schwierig zu bestimmen, da der Schlaf so oberflächlich ist, daß der Patient nur von kurzen Perioden des

Schlummers oder Dösens, aber nicht von eigentlichem Schlaf berichtet.

19. Verlangsamung (motorische)

0: Normale motorische Aktivität, adäquater Gesichtsausdruck.
1: Leicht verminderte motorische Aktivität, z. B. Gesichtsausdruck etwa starr (verlangsamt).
2: Stärker ausgeprägte motorische Verlangsamung, z. B. verminderte Gestik, langsamer Gang.
3: Alle Bewegungen sehr langsam.
4: Motorische Verlangsamung nähert sich dem Stupor oder der Patient ist stuporös.

20. Verlangsamung (verbale)

Dieses Item beinhaltet Veränderungen in Redefluß und in der Fähigkeit, Gedanken und Gefühle zu verbalisieren.

0: Normale verbale Aktivität.
1: Es ist unklar, ob die verbale Ausdrucksfähigkeit leicht eingeschränkt ist. Etwas träger Redefluß.
2: Deutlichere Passivität im Gespräch (z. B. Tendenz zu längeren Pausen).
3: Das Gespräch ist infolge langer Pausen und kurzer Antworten eindeutig verlängert.
4: Das Gespräch kann nur mit großen Schwierigkeiten zu Ende geführt werden.

21. Verlangsamung (intellektuelle)

Dieses Item beinhaltet Konzentrationsschwierigkeiten, Schwierigkeiten im Entscheiden alltäglicher Dinge und Gedächtnisschwierigkeiten (d. h. intellektuelle Beeinträchtigung).

0: Gedächtnis, Konzentrations- und Entscheidungsfähigkeit des Patienten sind nicht anders als sonst.
1: Es ist unsicher, ob der Patient Konzentrationsschwierigkeiten und/oder Gedächtnisstörungen hat.
2: Auch mit großer Anstrengung ist es für den Patienten schwierig, sich auf eine Tätigkeit zu konzentrieren, jedoch ist sein tägliches Leben nicht beeinträchtigt.

3: Der Patient hat deutlich Mühe, sich zu konzentrieren, sich zu erinnern oder eine Entscheidung zu treffen. Zum Beispiel fällt es
ihm schwer, einen Zeitungsartikel zu lesen oder sich eine ganze
Fernsehsendung anzusehen. Stufe 3 trifft zu, solange der Konzen-
trationsverlust oder das schlechte Gedächtnis nicht einen eindeu-
tigen Einfluß auf das Interview haben.
4: Der Patient hat während des Interviews starke Konzentrations-
und Gedächtnisschwierigkeiten gehabt, und/oder Entscheidungen werden mit langer Verzögerung getroffen.

22. Verlangsamung (emotionale)

Dieses Item erfaßt das verminderte Interesse an und den verminderten emotionalen Kontakt mit anderen Menschen. Der verminderte
Wunsch und die mangelnde Fähigkeit des Patienten, über seine Gefühle und Ansichten zu sprechen oder Freude und Sorgen mit anderen zu teilen, werden von ihm als persönlichkeitsfremd und schmerz-
lich erlebt.

0: Das Interesse an emotionalen Kontakten mit anderen Menschen
ist unverändert.
1: Es ist möglich, daß der Patient stärker emotional introvertiert ist
als früher.
2: Der Patient hat deutlich weniger das Bedürfnis oder die Fähigkeit, mit neuen oder entfernteren Bekannten zusammen zu sein.
3: Der Patient isoliert sich selbst bis zu einem gewissen Grad. Er hat
kein Bedürfnis oder nicht die Fähigkeit, außerhalb seines Heims
mit anderen Menschen (Arbeitskollegen, Mitpatienten, Pflegepersonal) engeren Kontakt zu pflegen.
4: Der Patient sondert sich auch von seinen Familienmitgliedern ab.
Er ist selbst nahen Freunden und seiner Familie gegenüber gleich-
gültig.

23. Müdigkeit und Schmerzen

Dieses Item erfaßt Schwäche, Mattigkeit, Müdigkeit, Schweregefühl
und Empfindlichkeit, die zu einem eigentlichen Schmerzgefühl ver-
schmelzen, das mehr oder weniger diffus in den Muskeln oder in den
inneren Organen lokalisiert ist. Muskelschwäche wird meist in den
Extremitäten empfunden. Der Patient gibt u. U. als Grund für

Schwierigkeiten am Arbeitsplatz an, daß er Müdigkeit und Schwere in Armen und Beinen verspürt.

Muskelschmerzen sind oft im Rücken, im Nacken oder in den Schultern lokalisiert und werden als Verspannungen oder Kopfschmerzen empfunden. Das Gefühl der Völle und Schwere, das sich bis zu eigentlichem Schmerz steigern kann, wird vom Patienten oft unspezifisch als ,Druck in der Brust' (zu unterscheiden von Herzschmerzen), Bauchschmerzen oder Kopfschmerzen (muskulär bedingte Kopfschmerzen) beschrieben.

Es ist oft schwierig, zwischen ,physischen' und ,psychischen' Schmerzen zu unterscheiden.

Besonders beachtet werden sollten unbestimmte 'psychische' Schmerzen.

0: Der Patient fühlt sich nicht mehr und nicht weniger müde oder körperlich unwohl als sonst.
1: Unbestimmtes Gefühl von Muskelschwäche oder anderem körperlichem Unbehagen.
2: Das Gefühl der Muskelschwäche oder anderen körperlichen Unbehagens ist stärker ausgeprägt. Gelegentlich treten Schmerzen auf, z. B. muskuläre Kopfschmerzen, die jedoch das tägliche Leben des Patienten nicht beeinträchtigen.
3: Muskelschwäche oder diffuser Schmerz sind deutlich vorhanden und beeinträchtigen gelegentlich das tägliche Leben des Patienten.
4: Muskelschwäche und diffuser Schmerz sind für den Patienten eine ständige große Qual, so daß er dadurch in seinem täglichen Leben stark behindert ist.

Literatur

Hamilton M [28]
Bech P et al. [17]
Bech P, Rafaelsen OJ [29]
Bech P [5]
Bech P et al. [30]

5.3 Manieskala (MAS)

Einleitung

Die Manieskala besteht aus 11 Items. Der Interviewer sollte, soweit
nicht anders angegeben, das Vorhandensein und den Schweregrad
der einzelnen Items aufgrund des Zustands des Patienten zum Zeitpunkt des Interviews bewerten. Einige Items sind jedoch für eine aus-
schließliche Querschnittsbeurteilung weniger geeignet (z. B. Schlafstörungen). In diesen Fällen ist es notwendig, den Zustand während
der 3 vorangehenden Tage zu beurteilen. In Zweifelsfällen sollten das
Pflegepersonal oder die Angehörigen befragt werden.

Das Interview sollte nicht weniger als 15 und nicht mehr als 30
Minuten dauern. Die Befragungstechnik kann sich am Stil einer gängigen klinischen Exploration orientieren. Dem Patienten sollte Gelegenheit gegeben werden, seine Situation in eigenen Worten zu erklären; er sollte nicht genötigt werden, sich lediglich auf die in den einzelnen Items gegebenen Inhalte zu beschränken. Spontane, nicht erfragte Ausführungen des Patienten können für die Beurteilung wesentlich sein.

Die Beurteilung sollte jeweils zu einer festen Tageszeit, z. B. zwischen 8.00 und 9.30 Uhr vormittags, durchgeführt werden, um den
Einfluß von Tagesschwankungen zu vermeiden.

Es handelt sich im Prinzip um eine quantitative Beurteilung von
Symptomen; die Skala wurde allein für den Zweck der Beurteilung
des gegenwärtigen klinischen Zustands entwickelt und sollte nicht als
ein diagnostisches Hilfsmittel betrachtet werden. Wird die Skala wö-
chentlich angewendet, so sollte sich jede Beurteilung lediglich auf
den aktuellen Beurteilungszeitpunkt beziehen. Der Beurteiler sollte
es daher vermeiden, auf frühere Interviews Bezug zu nehmen, und er
sollte ebenso nicht die Veränderung der Symptomatik seit dem letzten Interview erfragen oder in Betracht ziehen; der Beurteiler sollte
sich statt dessen auf die aktuelle Symptomatik bzw. auf die vergangenen 3 Tage beziehen.

Bei allen Items impliziert das Zutreffen einer Ausprägung zugleich das Zutreffen der niedrigeren Ausprägungen; z. B. Ausprägung
3 beinhaltet zugleich die Richtigkeit von Ausprägungen 2 und 1. Fehlen der Symptomatik wird jeweils mit 0 bewertet.

Das folgende Glossar stellt Richtlinien für die Itembeurteilung
dar.

1. Aktivität (motorische)

0: Normale motorische Aktivität, adäquater mimischer Ausdruck.
1: Zweifelhaft oder geringgradig erhöhte motorische Aktivität, z. B.
lebhafter mimischer Ausdruck.
2: Mäßig gesteigerte motorische Aktivität, z. B. lebhaftes Gestiku-
lieren.
3: Deutlich gesteigerte motorische Aktivität; befindet sich die meiste Zeit in Bewegung; steht ein- oder mehrmals während des Interviews auf.
4: Ständig aktiv, rast- und ruhelos; Patient kann nicht stillsitzen,
selbst, wenn er nachdrücklich darum gebeten wird.

2. Aktivität (verbale)

0: Normale verbale Aktivität.
1: Etwas gesprächiger.
2: Sehr gesprächig, keine spontanen Pausen im Redefluß.
3: Nur schwer zu unterbrechen.
4: Unmöglich zu unterbrechen, beherrscht die Unterhaltung vollständig.

3. Ideenflucht

0: Kohärente Sprache, keine Ideenflucht.
1: Etwas lebhafte Beschreibungen, Erklärungen und Ausführungen,
ohne jedoch vom Thema der Unterhaltung abzuweichen. Die
Sprache ist noch kohärent.
2: Hin und wieder fällt es dem Patienten schwer, beim Thema zu
bleiben, da er durch zufällige Assoziationen abgelenkt wird.
3: Der Gedankengang wird regelmäßig durch Assoziationen gestört.
4: Es ist schwer oder unmöglich, den Gedankengängen des Patienten
zu folgen, da er ständig von einem Thema zum anderen springt.

4. Lautstärke

0: Normale Lautstärke.
1: Spricht laut, aber ohne lärmend zu sein.
2: Stimme schon aus einer gewissen Entfernung zu vernehmen, etwas lärmend.

3: Stimme schon aus einer großen Entfernung zu vernehmen, lärmend, singend.
4: Rufend, schreiend, singend oder andere Lärmquellen benutzend.

5. Feindseligkeit/Destruktivität

0: Keine Zeichen von Ungeduld oder Feindseligkeit.
1: Etwas ungeduldig oder reizbar, kann sich aber noch kontrollieren.
2: Deutlich ungeduldig oder reizbar. Provokationen werden schlecht
   toleriert.
3: Provokativ, stößt Drohungen aus, kann aber beruhigt werden.
4: Zeigt Gewalttätigkeiten, ist destruktiv.

6. Stimmung (Euphorie)

0: Neutrale Stimmung.
1: Zweifelhaft oder leicht gehobene Stimmungslage, optimistisch,
   aber noch situationsgerecht.
2: Mäßig gehobene Stimmungslage, witzelnd, lachend.
3: Deutlich gehobene Stimmungslage, die sich auch im Verhalten
   und im Sprechen ausdrückt.
4: Extrem gehobene Stimmungslage, völlig situationsunangemessen.

7. Selbstwertgefühl

0: Normales Selbstwertgefühl.
1: Zweifelhaft oder leicht erhöhtes Selbstwertgefühl, überschätzt
   z. B. gelegentlich seine Fähigkeiten.
2: Mäßig erhöhtes Selbstwertgefühl, überschätzt z. B. häufiger seine
   eigenen Fähigkeiten oder gibt sich prahlerisch.
3: Deutlich unrealistische Ideen, glaubt z. B. über besondere Fähigkeiten, Kräfte oder Wissen zu verfügen, kann jedoch diesbezüg-
   lich für kurze Zeit korrigiert werden.
4: Größenideen, die unkorrigierbar sind.

8. Kontaktverhalten (Aufdringlichkeit)

0: Normales Kontaktverhalten.
1: Versucht ansatzweise, sich in Dinge einzumischen und nach seinen Vorstellungen zu steuern.

2: Versucht häufiger, sich in Dinge einzumischen; läßt sich häufiger auf Diskussionen ein oder ist aufdringlich.
3: Dominiert, arrangiert und dirigiert, aber immer noch unter Berücksichtigung der Situation.
4: Extrem dominant und manipulativ, ohne Rücksicht auf die Situation.

9. Schlaf (Durchschnittswert der vergangenen 3 Nächte)

0: Normale Schlafdauer.
1: Reduktion der Schlafdauer um 25%.
2: Reduktion der Schlafdauer um 50%.
3: Reduktion der Schlafdauer um 75%.
4: Schlaflos.

10. Sexuelles Interesse

0: Normales sexuelles Interesse und normale sexuelle Aktivität.
1: Zweifelhaft oder leicht erhöhtes sexuelles Interesse und Aktivität; verhält sich etwas koketter.
2: Mäßige Zunahme des sexuellen Interesses und Aktivität; z. B. deutlich koketter.
3: Deutliche Zunahme des sexuellen Interesses und der sexuellen Aktivität. Kokettiert und flirtet ständig, kleidet sich sexuell provokativ.
4: Situationsinadäquat und vollständig mit Sexuellem befaßt.

11. Aktivität (Arbeit und Interessensgebiete)

A) Bei der Erstuntersuchung
0: Normale Arbeitsaktivitäten.
1: Zweifelhaft oder leicht erhöhter Antrieb mit reduzierter Arbeitsqualität, da der Patient leichter ablenkbar ist.
2: Erhöhter Antrieb, jedoch wechselnde Motivation. Die Arbeitsqualtität ist reduziert. Der Patient hat Probleme, seine eigenen Leistungen richtig einzuschätzen. Häufigere Streitigkeiten am Arbeitsplatz.

3: Arbeitsleistung deutlich vermindert. Hin und wieder verliert der
   Patient seine Beherrschung. Muß die Arbeit unterbrechen und
   muß krankgeschrieben werden. Wenn der Patient in stationärer
   Behandlung ist, gelingt es ihm für einige Stunden am Tag an den
   Stationsaktivitäten teilzunehmen.
4: Der Patient ist (oder sollte) in stationärer Behandlung (sein). Ihm
   gelingt es nicht, an Stationsaktivitäten teilzunehmen.

B) Bei den wöchentlichen Untersuchungen
0: a) Der Patient hat seine/ihre normalen Arbeitsaktivitäten wieder
      aufgenommen.
   b) Der Patient würde keine Probleme bei der Wiederaufnahme
      seiner normalen Arbeitsaktivitäten haben.
1: a) Der Patient arbeitet, jedoch ist seine Leistung aufgrund der
      fluktuierenden Motivationslage noch vermindert.
   b) Aufgrund seiner vermehrten Ablenkbarkeit und wechselhaften
      Motivationen ist es zweifelhaft, ob es der Patient schafft, wie-
      der seine gewohnte Leistung zu erbringen.
2: a) Der Patient arbeitet zwar, jedoch mit einer eindeutig vermin-
      derten Leistung, z. B. in Folge von Unaufmerksamkeit.
   b) Der Patient ist noch in stationärer Behandlung oder krankge-
      schrieben. Er wäre lediglich dann in der Lage, seine Arbeit
      wieder aufzunehmen, wenn bestimmte Erleichterungen einge-
      richtet würden, wie z. B. Kontrolle seiner Leistung oder Ar-
      beitszeitverkürzung.
3: Der Patient ist noch in stationärer Behandlung oder krankgeschrieben und ist unfähig seine Arbeit wieder aufzunehmen. Im
   Krankenhaus vermag er einige Stunden täglich an Stationsaktivitäten teilzunehmen.
4: Der Patient ist in stationärer Behandlung und ist nicht in der Lage, an Stationsaktivitäten teilzunehmen.

Literatur

Bech P et al. [31]
Bech P et al. [9]

5.4 Brief Psychiatric Rating Scale (BPRS)

Einleitung

Die Skala besteht aus 18 Items. Der Beurteiler sollte, soweit dies nicht anders angegeben ist, das Vorhandensein und den Schweregrad der einzelnen Items aufgrund des Zustands des Patienten zum Zeitpunkt des Interviews beurteilen. Die folgenden 6 Items sollten jedoch aufgrund des Zustands während der zurückliegenden letzten 3 Tage beurteilt werden: Item 2 (psychische Angst), Item 10 (Feindseligkeit), Item 11 (Mißtrauen, paranoide Inhalte), Item 12 (Halluzinationen), Item 15 (ungewöhnliche Denkinhalte) und Item 16 (affektive Abstumpfung, Verflachung). In Zweifelsfällen sollte sich der Beurteiler auf die Zusatzinformation vom Pflegepersonal oder von Angehörigen stützen.

Die Dauer des Interviews sollte nicht länger als 30 Minuten sein. Die Befragungstechnik sollte sich an einer klassischen klinischen Exploration orientieren. Es sollte dem Patienten Gelegenheit gegeben werden, seine Situation in eigenen Worten zu beschreiben; der Patient sollte nicht genötigt werden, lediglich zu den in den Items angegebenen Inhalten Stellung zu nehmen. Spontane Ausführungen des Patienten stellen eine wesentliche Grundlage für die Beurteilung dar.

Die Beurteilung sollte jeweils zu einer festen Tageszeit stattfinden, z. B. zwischen 8.00 und 9.30 Uhr vormittags, um den Einfluß von Tagesschwankungen zu vermeiden.

Diese Skala stellt im Prinzip eine quantitative Beurteilungsform dar; sie ist lediglich für den Zweck der Beurteilung des gegenwärtigen klinischen Zustandsbildes entwickelt worden und sollte nicht als ein diagnostisches Hilfsmittel betrachtet werden. Wenn die Skala wiederholt angewendet wird, so sollte sie sich jeweils nur auf die Beurteilung des gegenwärtigen Querschnittsbefundes beziehen. Der Beurteiler sollte daher vermeiden, sich frühere Interviews anzusehen oder sich auf diese zu beziehen, und er sollte nicht nach der Veränderung der Symptomatik nach dem letzten Interview fragen; statt dessen sollte er sich in der Exploration auf den aktuellen Zustand oder den Zustand in den vergangenen 3 Tagen beziehen.

Bei allen Items impliziert das Zutreffen einer Ausprägung zugleich das Zutreffen der niedrigeren Ausprägung; z. B. die Ausprägung 3 impliziert die Richtigkeit der Ausprägungen 2 und 1. Fehlende Symptomatik wird jeweils mit 0 bewertet.

Das folgende Glossar stellt Richtlinien für die Item-Beurteilung dar.

1. Körperbezogenheit

Das Item umfaßt hypochondrische Beschwerden; Ausprägungsstufen 1 und 2 beziehen sich auf nicht wahnhafte hypochondrische Beschwerden, Itemausprägungen 3 und 4 auf wahnhafte hypochondrische Beschwerden.

0: Keinerlei hypochondrische Symptomatik.
1: Geringgradige oder zweifelhafte unangemessene Besorgtheit um die körperliche Gesundheit.
2: Der Patient gibt vor, an einer körperlichen Erkrankung (z. B. Krebs oder einer Herzkrankheit) zu leiden, für die es keinen Anhaltspunkt gibt; diese hypochondrischen Beschwerden beinhalten keine wahnhaften Fehldeutungen.
3: Die körperlichen Beschwerden werden in bizarrer Weise vorgetragen (z. B. innere Fäulnis), aber der Patient glaubt für eine begrenzte Zeit den Beteuerungen, daß dies nicht der Fall sei.
4: Der Patient ist davon überzeugt, daß z. B. die Organe verlorengehen oder verfaulen oder daß Würmer das Gehirn vertilgen. Er kann dabei trotz intensiver Beteuerungen nicht einmal für kurze Zeit von seiner wahnhaften Überzeugung ablassen.

2. Angst (psychische)

Mit diesem Item werden Spannung, Reizbarkeit, Sorgen, Unsicherheit, Furcht und an Panik grenzende Ängste erfaßt. Dabei kann es oft schwierig sein, zwischen dem Angsterlebnis des Patienten (‚psychische' oder ‚zentrale' Angstphänomene) und den beobachtbaren physiologischen (‚peripheren') Angstmanifestationen zu unterscheiden (z. B. Handtremor und Schwitzen). Am wichtigsten sind die Angaben des Patienten über Sorgen, Unsicherheit, Ungewißheit, Furcht- und Panikreaktionen, d. h. über die psychische (‚zentrale') Angst.

0: Der Patient ist nicht mehr und nicht weniger unsicher oder reizbar als sonst.
1: Es ist fraglich, ob der Patient unsicherer oder reizbarer als sonst ist.

2: Der Patient äußert deutlicher, daß er sich in einem Zustand der Angst, Besorgnis oder Reizbarkeit befindet, den er nur mit Mühe beherrschen kann. Da diese Sorgen jedoch nur unbedeutende Angelegenheiten betreffen, haben sie keinen Einfluß auf sein tägliches Leben.

3: Die Angst oder Unsicherheit ist zeitweise nur schwer zu beherrschen, da die Befürchtungen eventuelle zukünftige Probleme und Unglücksfälle betreffen. Diese Angst kann als Panik, d. h. als überwältigende Furcht erlebt werden. Sie beeinträchtigt zeitweilig das tägliche Leben des Patienten.

4: Der Patient befindet sich so oft in einem panikartigen Zustand, daß sein tägliches Leben dadurch deutlich beeinträchtigt ist.

3. Emotionale Zurückgezogenheit

Dieses Item beschreibt den emotionalen Kontakt (Rapport) zum Beurteiler während des Interviews. Im Gegensatz zu Item 16 (affektive Abstumpfung, Verflachung) wird in diesem Item die emotionale Kontaktfähigkeit mit anderen Personen während der vergangenen 3 Tage nicht berücksichtigt.

0: Normaler emotionaler Kontakt.

1: Geringgradige oder zweifelhafte emotionale Distanz.

2: Die emotionalen Reaktionen des Patienten sind reduziert, z. B. seltener Augenkontakt.

3: Die emotionalen Reaktionen sind deutlich begrenzt, z. B. nur selten flüchtiger Augenkontakt.

4: Der emotionale Augenkontakt ist stark reduziert, z. B. der Patient vermeidet jeden Augenkontakt.

4. Zerfall der Denkprozesse (Inkohärenz)

Der Patient zeigt Denk- und Sprachstörungen, die von einer Unschärfe in den Bedeutung verwendeter Wörter bis zum Verfall des Bedeutungszusammenhangs der Sprache (Wortsalat, Schizophasie) reichen können.

0: Keine Denk- oder Sprachstörungen.

1: Das Denken ist charakterisiert durch begriffliche Unschärfen, Tangentialheit und Umständlichkeit, ohne daß es zu Veränderungen in der syntaktischen Struktur des Redens kommt.

2: Mäßiggradig ausgeprägte Denkstörungen. Der syntaktische Zusammenhang zwischen Wörtern oder Satzteilen ist ungewöhnlich oder der Informationsgehalt der Äußerungen ist gering.
3: Deutliche Denkstörungen. Die Äußerungen sind manchmal nicht verstehbar, und es treten Neologismen oder Sperrungen oder Blockierungen des Denkens auf.
4: Denk- und Sprachstörungen sind sehr schwer ausgeprägt. Die Äußerungen des Patienten sind höchstens fragmentarisch verständlich.

5. Selbstentwertungs- und Schuldgefühle
Dieses Item beschreibt vermindertes Selbstwertgefühl, verbunden mit Schuldgefühlen.

0: Keine Selbstentwertungs- oder Schuldgefühle.
1: Es ist unsicher, ob Schuldgefühle vorhanden sind. Der Patient glaubt, daß er seit seiner Erkrankung aufgrund seiner verminderten Arbeitsfähigkeit eine Belastung für seine Familie oder seine Arbeitskollegen sei.
2: Selbstentwertungs- oder Schuldgefühle sind deutlicher vorhanden. Der Patient beschäftigt sich mit Ereignissen vor der jetzigen Krankheitsphase, macht sich z. B. Selbstvorwürfe wegen unbedeutender Versäumnisse oder Mißgeschicke, ungenügender Pflichterfüllung oder der Vorstellung, anderen Unrecht getan zu haben.
3: Der Patient leidet an ausgeprägten Schuldgefühlen. Er äußert manchmal den Gedanken, daß sein gegenwärtiges Leiden eine Art Bestrafung sei. Stufe 3 ist angezeigt, solange der Patient verstandesmäßig einsehen kann, daß seine Vorstellungen unbegründet sind.
4: Der Patient hält unbeirrbar an seinen Schuldgefühlen fest und läßt keine Gegenargumente gelten. Seine Schuldgefühle sind unkorrigierbar und paranoid.

6. Angst (somatisch)
Dieses Item beinhaltet alle physiologischen Begleiterscheinungen der Angst.
    Alle psychischen Auswirkungen sollten in Item 10 beurteilt werden.

0: Der Patient ist nicht mehr und nicht weniger als sonst somatischen Auswirkungen von Ängsten unterworfen.

1: Der Patient leidet gelegentlich unter leichten Symptomen wie abdominalen Beschwerden, Schwitzen oder Zittern. Seine Beschreibung ist jedoch vage und nicht eindeutig.

2: Der Patient leidet von Zeit zu Zeit an abdominalen Symptomen, Schwitzen, Zittern etc. Die Symptome werden eindeutig beschrieben, sind aber noch nicht so markant oder beeinträchtigend, daß sie das tägliche Leben des Patienten beeinträchtigen.

3: Körperliche Begleitsymptome der Angst sind markant und oft sehr beunruhigend. Sie beeinträchtigen gelegentlich das tägliche Leben des Patienten.

4: Zahlreiche körperliche Begleitsymptome der Angst, die häufig anhaltend und beeinträchtigend sind. Sie behindern deutlich das Alltagsleben des Patienten.

7. Spezifische motorische Symptomatik

Dieses Item erfaßt unterschiedliche Grade von bizarrem motorischem Verhalten, das von geringgradig exzentrischem Verhalten bis zu schwerer Agitation reicht.

0: Keine entsprechende Symptomatik.

1: Schwach ausgeprägte oder zweifelhafte Symptomatik während des Interviews.

2: Mäßig ausgeprägt, aber während der meisten Zeit des Interviews vorhandene Symptomatik.

3: Schwere und dauerhafte motorische Symptome, die jedoch willentlich unterbrochen werden können.

4: Sehr schwere, dauerhafte und unkontrollierbare motorische Symptomatik. Das Interview ist nur unter großen Schwierigkeiten durchführbar.

8. Größenideen

Dieses Item umfaßt unterschiedliche Grade von Größenideen, die von leicht ausgeprägter, unangemessen gesteigerter Selbsteinschätzung bis zum Größenwahn reichen.

0: Keine unangemessen gesteigerte Selbsteinschätzung.

1: Zweifelhaft oder leicht gesteigerte Selbsteinschätzung, z. B. gelegentliches Überschätzen der eigenen Fähigkeiten.

2: Mäßiggradig gesteigerte Selbsteinschätzung, z. B. überschätzt er dauerhaft die eigenen Fähigkeiten oder glaubt, ungewöhnliche Fähigkeiten zu besitzen.

3: Deutlich unrealistische Selbsteinschätzung, äußert z. B. über ungewöhnliche Fähigkeiten, Macht oder Wissen zu verfügen; ist aber kurzfristig korrigierbar.

4: Nicht korrigierbare, wahnhafte Größenideen.

9. Niedergeschlagenheit

Dieses Item umfaßt sowohl die verbale wie auch die nichtverbale Äußerung von Traurigkeit, Depression, Verzweiflung, Verzagtheit, Hilflosigkeit und Hoffnungslosigkeit.

0: Stimmung neutral.

1: Es ist unklar, ob der Patient verzagter oder trauriger als sonst ist; d. h. er macht vage Andeutungen, daß er trauriger sei als üblich.

2: Der Patient ist sichtlich bedrückt und durch traurige Gedanken beeinträchtigt, jedoch nicht hilflos oder hoffnungslos.

3: Der Patient zeigt deutlich nichtverbale Zeichen von Depressivität und/oder ist zeitweise von Hilflosigkeit oder Hoffnungslosigkeit überwältigt.

4: Die Schilderungen oder nichtverbalen Äußerungen des Patienten zu seiner Verzweiflung und Hilflosigkeit beherrschen das gesamte Gespräch. Der Patient läßt sich nicht ablenken.

10. Feindseligkeit

Dieses Item beinhaltet die verbalen Äußerungen des Patienten über seine feindseligen Einstellungen und Handlungen gegenüber anderen Personen (außerhalb der Interviewsituation). Dieses Item ist eine retrospektive Beurteilung der vergangenen 3 Tage. Es ist vom Item 14 (ablehnende Einstellung) zu unterscheiden, das das Verhalten des Patienten während des Interviews beurteilt.

0: Keine Zeichen der Ungeduld, der Reizbarkeit, der Feindseligkeit oder einer überkritischen Einstellung.

1: Ist etwas ungeduldig oder reizbar, aber in der Lage, sich zu kontrollieren.

2: Ist mäßig ungeduldig und reizbar, toleriert aber Provokationen.

3: Verbal feindselig, hat Drohungen geäußert, ist beinahe handgreiflich geworden, konnte aber beruhigt werden.

4: Ausgeprägte Feindseligkeit mit Anwendung physischer Gewalt.

11. Mißtrauen, paranoide Inhalte

Dieses Item beurteilt die mißtrauische Einstellung anderer gegenüber, die von ungerechtfertigtem Mißtrauen, Verdächtigungen, Fehldeutungen bis zum Verfolgungswahn reichen.

0: Keine entsprechende Symptomatik.
1: Schwach ausgeprägte Beziehungsideen. Der Patient glaubt fälschlicherweise, daß andere über ihn reden oder lachen. Es besteht eine „Wahnstimmung"; der Patient ist jedoch in seiner Einstellung korrigierbar.
2: Beziehungsideen mit vagen, nicht systematisierten Verfolgungsideen. Er glaubt, daß andere böse Absichten haben; er glaubt, daß sich Fernsehen und Zeitung auf ihn beziehen; die Wahnideen sind jedenfalls teilweise und/oder für kurze Zeit korrigierbar.
3: Teilweise systematisierter Wahn, der kaum zu korrigieren ist.
4: Systematisierter Verfolgungswahn, der nicht korrigierbar ist.

12. Trugwahrnehmungen und Halluzinationen

Dieses Item beurteilt Trugwahrnehmungen, denen kein normaler äußerer Reiz zugrundeliegt. Die Trugwahrnehmungen müssen in den letzten 3 Tagen stattgefunden haben und (mit Ausnahme hypnagoger Halluzinationen) bei vollem Bewußtsein vorgekommen sein.

0: Keine entsprechende Symptomatik.
1: Zweifelhafte oder diskrete Ausprägung der Trugwahrnehmungen. Hypnagoge Halluzinationen oder elementare halluzinatorische Erlebnisse (Hören einzelner Töne, Sehen von Lichtpunkten).
2: Gelegentliche, aber ausgestaltete Halluzinationen (Hören von Stimmen, Sehen von Gestalten), die jedoch das Verhalten nicht beeinflussen.
3: Gelegentliche Halluzinationen, die das Verhalten beeinflussen.
4: Halluzinationen, die überdauernd sind und den Patienten anhaltend beschäftigen.

13. Verlangsamung (psychomotorisch)

0: Normale verbale und motorische Aktivität, adäquater Gesichtsausdruck.

1: Die verbale Ausdrucksfähigkeit ist leicht eingeschränkt, der Ge-
    sichtsausdruck etwas starr (verlangsamt).
2: Im Gespräch eindeutig verlangsamt, mit Pausen; eingeschränkte
    Gestik und langsamer Gang.
3: Infolge langer Pausen und kurzer Antworten dauert das Ge-
    spräch eindeutig länger; alle Bewegungen sind stark verlangsamt.
4: Das Interview kann nicht zu Ende geführt werden; die motorische
    Verlangsamung nähert sich dem Stupor.

14. Unkooperatives Verhalten

Die Einstellung und die Antworten des Patienten während der Interviewsituation sind zu beurteilen. Im Gegensatz zu Item 10 (Feindseligkeit) wird die mangelnde Kooperationsbereitschaft mit anderen
Personen innerhalb der letzten Tage außerhalb der Interviewsituation
nicht beurteilt.

0: Keine Einschränkung der Kooperationsbereitschaft.
1: Zurückhaltende Einstellung während des Interviews. Die Antwor-
    ten fallen kurz aus.
2: Der Patient versucht sich der Exploration zu entziehen. Eindeuti-
    ge feindselige Einstellung gegenüber dem Interviewer. Der Patient
    kritisiert einige Fragen.
3: Deutlicher Widerstand während der Exploration; ausgeprägte
    feindselige Einstellung gegenüber dem Interviewer. Der Patient
    lehnt es ab, auf manche Fragen zu antworten, oder antwortet
    nicht auf die gestellte Frage. Das Interview kann nicht in befriedi-
    gender Weise durchgeführt werden.
4: Das Interview ist unmöglich. Der Patient bricht das Interview ab.

15. Ungewöhnliche Denkinhalte

Dieses Item beurteilt die inhaltlichen und nicht die formalen Denkstörungen, die in Item 4 beurteilt werden (Zerfall der Denkprozesse).
Das Item umfaßt überwertige Ideen bis zu systematisierten Wahngedanken. Zu beachten ist, daß Größenideen in Item 8 (Größenideen),
wahnhafte Schuldgedanken in Item 5 (Schuldgefühle) und Verfolgungsideen in Item 11 (Mißtrauen, paranoide Inhalte) beurteilt werden. Die inhaltlichen Denkstörungen, die in diesem Item besonders
zu beachten sind, sind Beeinträchtigungswahn, Fremdbeeinflus-
sungswahn oder wahnhafte Depersonalisation, Eifersuchtswahn, se-

xueller oder Liebeswahn, religiöser Wahn und andere expansive oder bizarre Wahnformen. Zu beurteilen ist nur der Grad der „Unmöglichkeit des Inhalts" und die Bedeutung, die Wahngedanken für die Einstellung und das Verhalten des Patienten haben.

0: Keine entsprechende Symptomatik.
1: Zweifelhafte oder geringgradige Ausprägung der Wahnsymptomatik (z. B. überwertige Ideen).
2: Mäßig ausgeprägte Wahnideen (z. B. Als-ob-Erfahrungen, korrigierbarer Wahn).
3: Wahngedanken bestimmen einen Großteil der Vorstellungen des Patienten und beeinflussen gelegentlich sein Verhalten.
4: Prominente Wahnideen bestimmen den gesamten Denkinhalt und das Verhalten des Patienten.

16. Affektive Abstumpfung, Verflachung

Das Item beurteilt die verminderte Fähigkeit oder Motivation, Stimmungen oder Emotionen wie Trauer, Freude, Zufriedenheit oder Wut zu fühlen oder auszudrücken. Der verbale und nichtverbale Ausdruck der Emotionen ist der Situation oder dem gegenwärtigen Bewußtseinsinhalt unangemessen. Das Item bezieht sich daher auf den emotionalen Rückzug von anderen Personen während der vergangenen 3 Tage.

Dieses Item ist von Item 3 (emotionaler Rückzug) zu unterscheiden, indem der emotionale Kontakt (Rapports) während des Interviews beurteilt wird.

0: Angemessene emotionale Reaktionen und angemessene emotionale Anteilnahme.
1: Karge emotionale Reaktionen oder fraglich unangemessene emotionale Reaktionen; z. B. geringeres Bedürfnis oder geringere Fähigkeit mit neuen oder entfernten Bekannten zusammenzusein.
2: Offensichtliche affektive Verflachung. Es besteht kein Bedürfnis oder keine Fähigkeit, einen engeren Kontakt mit anderen aufzubauen, die der Patient bei der Arbeit, auf Station oder in anderen, nichtfamiliären Zusammenhängen trifft.
3: Emotionale Indifferenz und Apathie auch im Umgang mit engen Freunden und der Familie.
4: Emotional versandet oder der erkennbare affektive Ausdruck ist der Situation oder dem gegenwärtigen Bewußtseinsinhalt deutlich

unangemessen. Völlige emotionale Isolierung ohne ein Gefühl für zwischenmenschliche Beziehungen.

17. Psychomotorische Erregung

Dieses Item beschreibt die Steigerung der psychomotorischen Aktivität.

0: Keine Steigerung der motorischen Aktivität. Der mimische Ausdruck und die Sprechaktivität sind nicht gesteigert.

1: Zweifelhafte oder geringgradig gesteigerte motorische Aktivität, z. B. lebhafte Mimik oder gesprächiger als sonst.

2: Mäßiggradig gesteigerte motorische Aktivität; z. B. lebhafte Gestik oder deutlicher Rededrang oder gesteigerte Lautstärke oder schnelleres Sprechen.

3: Exzessive motorische Aktivität; der Patient ist fast die meiste Zeit umtriebig. Steht während des Interviews auf. Es besteht Ideenflucht. Die Äußerungen sind nur schwierig zu verstehen.

4: Überdauernd und exzessiv aktiv. Die Äußerungen sind inkohärent. Meinungsaustausch mit dem Patienten ist unmöglich.

18. Orientierungsstörungen

Das Item beurteilt unterschiedliche Grade der Bewußtseinstrübung und der Störungen bzw. des Mangels an Orientierung bezüglich Zeit, Ort und/oder zur Person.

0: Der Patient ist völlig orientiert zur Zeit, zum Ort und zur Person.

1: Der Patient hat gelegentlich einige Schwierigkeiten bezüglich seiner Orientierung zum Ort, zur Zeit oder zur Person, kann jedoch sein Urteil selbständig revidieren.

2: Der Patient ist nicht in der Lage, seine Orientierungsstörungen zur korrigieren, z. B. weiß er nicht das Datum, obwohl er genau den Monat und das Jahr weiß, und/oder er hat Schwierigkeiten mit der räumlichen Orientierung, obwohl er sich bezüglich seiner näheren Umgebung orientieren kann, und/oder er hat Schwierigkeiten Namen zu erinnern, obwohl er seinen eigenen Namen weiß.

3: Der Patient ist deutlich fehlorientiert. Zum Beispiel weiß er nicht den Monat und das Jahr, obwohl er sich noch bezüglich der Jahreszeit orientieren kann, und/oder er hat Schwierigkeiten, seinen Weg zur Toilette oder zum Bett ohne Hilfe zu finden, und/oder er kann sich an seinen eigenen Namen nur nach Unterstützung durch andere erinnern.

4: Der Patient ist völlig fehlorientiert zur Zeit und/oder zum Ort und/oder zur Person.

Literatur

Overall JE, Gorham DR [10]
Kastrup M, Bech P [32]

Literaturverzeichnis

1. Likert R (1932) A technique for the measurement of attitudes. Arch Psychol 140:1–55
2. Rasch G (1980) Probabilistic models for some intelligence and attainment tests. Copenhagen: Danish Institute for Educational Research, 1960. (Reprinted: Chicago: University of Chicago Press, 1980)
3. Hamilton M (1960) A rating scale for depression. J Neurol Neurosurg Psychiatry 23:56–62
4. Bech P, Allerup P, Gram LF et al (1981) The Hamilton Depression Scale. Evaluation of objectivity using logistic models. Acta Psychiatr Scand 63:290–299
5. Bech P (1981) Rating scales for affective disorders. Their validity and consistency. Acta Psychiatr Scand Suppl 295; 64:1–101
6. Maier W, Philipp M (1985) Comparative analysis of observer depression scales. Acta Psychiatr Scand 72:239–245
7. Hamilton M (1959) The assessment of anxiety states by rating. Br J Med Psychol 32:50–55
8. Bech P, Grosby H, Husum B, Rafaelsen L (1984) Generalized anxiety or depression measured by the Hamilton Anxiety Scale and the Melancholia Scale in patients before and after cardiac surgery. Psychopathology 17:253–263
9. Bech P, Bolwig TG, Kramp P, Rafaelsen OJ (1979) The Bech-Rafaelsen Mania Scale and the Hamilton Depression Scale. Acta Psychiatr Scand 59:420–430
10. Overall JE, Gorman DR (1962) The Brief Psychiatric Rating Scale. Psychol Rep 10:799–812
11. Andersen J, Larsen JK, Bjørum N (1985) The modified BPRS: Interobserver reliability and validity. Paper presented at Nordisk Psykiaterkongres, Odense
12. Hamilton M (1982) The effect of treatment of the melancholias (depressions). Br J Psychiatry 140:223–230
13. Bech P, Allerup P, Reisby N, Gram LF (1984) Assessment of symptom change from improvement curves on the Hamilton Depression Scale in trials with antidepressants. Psychopharmacology 84:276–281
14. Guilford JP (1954) Psychometric methods. McGraw-Hill, New York
15. Bech P, Haaber A, Joyce CRB (1986) DUAG: Observation and judgment in psychiatry: Profiled videotapes and judgment analysis in the assessment of depression. Psychol Med 16:873–883
16. Zeally AK, Aitken RCB (1969) Measurement of mood. Proc R Soc Med 62: 993–996
17. Bech P, Gram LF, Dein E, Jacobsen O, Vitger J, Bolwig TG (1975) Quantitative rating of depressive states. Acta Psychiatr Scand 51:161–170
18. Huskisson EC (1974) Measurement of pain. Lancet II:1127–1131

19. Singh AC, Bilsbury CD (1984) Estimating levels of subjectively experienced states on Discan scales. Technical Report. Canada: Memorial University of Newfoundland

20. Bech P, Gastpar M, Morozov PV (1984) Clinical assessment scales for biological psychiatry to be used in WHO studies. Prog Neuropsychopharmacol Biol Psychiatr 8:190–196

21. American Psychiatric Association (1980) Diagnostic and Statistical Manual of Mental Disorders, 3rd edn. American Psychiatric Association Washington, DC

22. World Health Organization (1978) Mental disorders: Glossary and guide to their classification in accordance with the Ninth Revision of the International Classification of Diseases. WHO, Geneva

23. Guy W (1976) Early clinical drug evaluation (ECDEU) assessment manual for psychopharmacology. Publication No 76–338. Rockville: National Institute of Mental Health

24. Collegium Internationale Psychiatriae Scalarum (CIPS) (1981) Internationale Skalen für Psychiatrie. Beltz Test Gesellschaft, Weinheim

25. Israël L, Kozarevic D, Sartorius N (1984) Source book of geriatric assessment. Karger, Basel

26. Hamilton M (1969) Diagnosis and rating of anxiety. Br J Psychiatry (special publication):76–79

27. Gjerris A, Bech P, Bøjholm S et al (1983) The Hamilton Anxiety Scale. J Affect Disorders 5:163–170

28. Hamilton M (1967) Development of a rating scale for primary depressive illness. Br J Soc Clin Psychol 6:278–296

29. Bech P, Rafaelsen OJ (1980) The use of rating scales exemplified by a comparison of the Hamilton and the Bech-Rafaelsen melancholia scale. Acta Psychiatr Scand 62 (suppl 285):128–131

30. Bech P, Gjerris A, Andersen J et al (1983) The Melancholia scale and the Newcastle scales. Item combinations and inter-observer reliability. Br J Psychiatry 143:48–63

31. Bech P, Rafaelsen OJ, Kramp P, Bolwig TG (1978) The mania rating scale: Scale construction and inter-observer agreement. Neuropharmacology 17:430–431

32. Kastrup M, Bech P (1985) Rating scales for schizophrenic states. Nord Psykiatr Tidsskr 39:417–423